"十三五"国家重点图书出版规划项目
天津市重点出版扶持项目

"癌症知多少"

新媒体健康科普丛书

淋巴瘤

丛书主编 樊代明 郝希山

主　编 姜文奇 黄慧强 李志铭

天津出版传媒集团

天津科技翻译出版有限公司

图书在版编目(CIP)数据

淋巴瘤 / 姜文奇, 黄慧强, 李志铭主编. — 天津：
天津科技翻译出版有限公司, 2022.3
("癌症知多少"新媒体健康科普丛书 / 樊代明,
郝希山主编)
ISBN 978-7-5433-4091-6

Ⅰ.①淋… Ⅱ.①姜… ②黄… ③李… Ⅲ.①淋巴瘤
–诊疗 Ⅳ.①R733.4

中国版本图书馆 CIP 数据核字(2021)第 018567 号

淋巴瘤
LINBALIU

出　　版：天津科技翻译出版有限公司
出 版 人：刘子媛
地　　址：天津市南开区白堤路 244 号
邮政编码：300192
电　　话：(022)87894896
传　　真：(022)87893237
网　　址：www.tsttpc.com
印　　刷：天津海顺印业包装有限公司分公司
发　　行：全国新华书店
版本记录：710mm×1000mm　16 开本　13 印张　170 千字
　　　　　2022 年 3 月第 1 版　2022 年 3 月第 1 次印刷
　　　　　定价：39.80 元

丛书编委会

丛书主编

樊代明　　郝希山

丛书副主编

詹启敏　　于金明　　张岂凡　　季加孚　　王红阳　　赫　捷

李　强　　郭小毛　　徐瑞华　　朴浩哲　　吴永忠　　王　瑛

执行主编

王　瑛

执行副主编

支修益　　赵　勇　　田艳涛　　秦　茵　　陈小兵

插　画

张梓贤

编　者 （按姓氏汉语拼音排序）

艾星浩	巴　一	白　冰	白　燕	包　旭	卜　庆
步召德	蔡清清	曹　振	曹家燕	曹伟新	曹旭晨
陈　静	陈　璐	陈　平	陈　彤	陈　伟	陈　妍
陈　艳	陈　燕	陈　宇	陈翱翔	陈昌贤	陈点点
陈公琰	陈金良	陈警之	陈凯琳	陈可欣	陈茂艳
陈倩倩	陈田子	陈婷婷	陈希伟	陈小兵	陈小岑
陈小燕	陈晓锋	陈永顺	陈育红	陈昱丞	陈治宇
陈子华	陈祖锦	程　熠	程亚楠	迟志宏	丛明华

崔云龙	崔兆磊	戴东	丁超	董丽	董阿茹汗
董凤齐	董恒磊	董晓璠	杜娟	杜强	杜玉娟
段峰	段梦	段振东	范彪	范志松	方小洁
房锋	封磊	冯莉	冯敏	冯丽娜	冯梦晗
冯梦宇	付强	高婕	高劲	高明	高申
高炜	高秀	高岩	高伟健	弓晓媛	宫本法
关海霞	关莎莎	郭志	郭丹丹	郭婧瑶	郭姗琦
韩晶	何浩	何朗	何流	何毅	何帮顺
何江弘	何亚琳	和芳	贺斌	贺瑾	洪雷
侯秀坤	胡海涛	胡耐博	胡文雪	胡筱蓉	黄河
黄鼎智	黄慧强	黄金超	黄梅梅	黄敏娜	黄诗雄
黄文倩	黄育北	季科	季鑫	季加孚	季耘含
贾佳	贾晓燕	贾英杰	贾子豫	姜文奇	姜志超
蒋微琴	焦杰	金辉	金鹏	金希	金鑫
金雪	荆丽	井艳华	阚艳艳	康文哲	孔学
孔大陆	孔凡铭	孔轻轻	孔雨佳	雷海科	黎军和
李琛	李方	李红	李洁	李静	李娟
李力	李玲	李凌	李宁	李圃	李倩
李荣	李薇	李艳	李燕	李洋	李盈
李莹	李勇	李春波	李大鹏	李冬云	李防璇
李国强	李海鹏	李虹义	李虎子	李惠霞	李慧锴
李慧莉	李家合	李嘉临	李建丽	李静燃	李利娟
李萌辉	李姝颖	李维坤	李文桦	李文杰	李文涛
李小江	李小梅	李晓东	李雅楠	李勇强	李之华
李志领	李志铭	李冶中	力超	梁峰	梁菁
梁金晓	梁晓峰	廖书恒	廖正凯	林宁	林源
林立森	林贤东	林晓琳	林仲秋	凌小婷	刘晨

刘刚　刘昊　刘洁　刘姗　刘涛　刘巍文

刘妍　刘阳　刘颖　刘昭　刘兵城　刘博文

刘长富　刘东伯　刘东明　刘冬妍　刘端祺　刘合利

刘红利　刘宏根　刘慧龙　刘家成　刘嘉寅　刘俊田

刘凌翔　刘盼盼　刘荣凤　刘少华　刘潇濛　刘晓园

刘筱迪　刘彦芳　刘艳霞　刘耀升　刘云鹤　刘云涛

刘志敏　卢仁泉　卢小玲　卢致辉　鲁军帅　鲁苗苗

陆鸣　陆舜　陆苏　路娜　吕强　罗迪贤

罗志芹　马虎　马帅　马薇　马翻过　马福海

马婷婷　马蔚蔚　马雪玲　孟晓敏　牟睿宇　穆瀚

聂蔓　宁晓红　牛文博　潘杰　齐立强　齐文婷

强万敏　秦磊　秦健勇　邱红　邱录贵　曲秀娟

瞿慧敏　饶群仙　任越　任大江　荣维淇　汝涛

沙永生　单玉洁　邵欣欣　邵志敏　佘彬　申鹏

沈琦　沈倩　沈文斌　施咏梅　石晶　石倩

石燕　石汉平　司同国　思志强　宋晨歌　宋春花

宋天强　宋亦军　苏畅　苏玲　孙婧　孙鹏

孙颖　孙彬栩　孙凌宇　孙文茜　孙现军　孙潇楠

孙雪影　孙艳霞　谭健　谭先杰　汤东　唐凤

唐丽丽　田洁　田艳涛　汪艳　王飞　王峰琦

王杰　王洁　王科　王莉　王龙　王迎

王蕊　王飒　王潇　王欣　王鑫　王艾红

王盈　王莹　王宇　王钊　王勐　王会英

王安强　王炳智　王丹鹤　王风华　王海楠　王丽娟

王建祥　王建正　王晶晶　王景文　王军轶　王潇潇

王楠娅　王书奎　王舒朗　王晰程　王夏妮　王志惠

王晓群　王艳晖　王玉栋　王玉珏　王园园

隗汶校	魏 华	魏 凯	魏立强	魏丽娟	魏述宁
魏松锋	魏振军	闻淑娟	邬明歆	吴 楠	吴 琼
吴尘轩	吴航宇	吴小华	吴晓江	吴延升	吴胤瑛
吴月奎	伍晓汀	武 强	武佩佩	武云婷	夏 奕
向 阳	肖 健	肖 莉	肖书萍	谢玲玲	信 文
邢金良	邢晓静	熊 斌	熊青青	徐 泉	徐 彦
徐慧婷	徐瑞华	徐晓琴	许红霞	许婧钰	闫 东
阎 玲	严 颖	颜 兵	杨 波	杨 丹	杨 航
杨 丽	杨 敏	杨 双	杨合利	杨隽钧	杨李思瑞
杨佩颖	杨伟伟	杨子鑫	姚剑峰	叶 枫	易 丹
易峰涛	易树华	尹 玉	尹如铁	尤 俊	于 歌
于海鹏	于仁文	于晓宇	虞 夏	虞永峰	袁 航
运新伟	翟晓慧	战淑珺	张 斌	张 晨	张 帆
张 红	张 寰	张 慧	张 霁	张 娇	张 晶
张 莉	张 龙	张 蕊	张 倜	张 伟	张 玮
张 雯	张 欣	张 雪	张 瑶	张广吉	张国辉
张海波	张宏艳	张建军	张建伟	张丽丽	张凌云
张梦迪	张青向	张庆芬	张汝鹏	张师前	张炜浩
张潇潇	张小田	张笑颖	张玄烨	张雪娜	张瑶瑶
张亚萍	张一楠	张玉敏	张跃伟	张蕴超	张梓贤
赵 静	赵 峻	赵 坤	赵 群	赵 婷	赵 玮
赵 雯	赵 勇	赵洪猛	赵敬柱	赵林林	赵颂贤
赵锡江	赵志丽	郑 莹	郑爱民	郑传胜	郑华川
郑向前	支修益	只璟泰	周 晨	周 晶	周 岚
周 琦	周洪渊	周丽芯	朱 玲	朱津丽	朱晓黎
朱晓琳	朱颖杰	庄则豪	邹冬玲	邹燕梅	邹征云
左 静					

《淋巴瘤》编委会

主　编

姜文奇　　黄慧强　　李志铭

编　者（按姓氏汉语拼音排序）

白　冰	蔡清清	陈凯琳	方小洁	高　岩	关莎莎
黄　河	黄慧强	姜文奇	李国强	李志铭	刘盼盼
聂　蔓	宋晨歌	孙　鹏	王　飒	王　宇	王　钊
王潇潇	隗汶校	闻淑娟	夏　奕	杨　航	张玄烨
赵　玮	朱颖杰				

丛书前言一

匠心精品，科普为民

人类认识癌症的历史源远流长。无论是古希腊时期的希波克拉底，还是中国古代的《黄帝内经》等早期医学文献，都曾系统描述过癌症。20世纪下半叶以来，世界癌症发病人数与死亡人数均呈快速上升趋势，尤其是20世纪70年代以后，癌症发病率以年均3%～5%的速度递增。癌症已成为当前危害人类健康的重大疾病。

我国自改革开放以来，经济、社会、环境及人们的生活方式都发生了变化，目前正快速步入老龄化社会，这导致我国在肿瘤患者人数快速增长的同时，癌谱也发生了较大变化。在我国，发达国家高发的肺癌、乳腺癌、结直肠癌的发病率迅速上升，发展中国家高发的胃癌、肝癌、食管癌等的发病率亦居高不下，形成发达国家与发展中国家癌谱交融的局面，这给我国的肿瘤防治工作带来了较大挑战。

为了推动肿瘤科普精品创作，为公众和广大患者提供一套权威、科学、实用、生动的科普丛书，在中国科学技术协会的大力支持下，中国抗癌协会组织数百位国内肿瘤专家，集体编写了本套丛书。

丛书的作者都是活跃在我国肿瘤科普领域的专家，通过讲座、访谈、文章等多种形式为广大群众特别是肿瘤患者及其家属答疑解惑，消除癌症认知误区，推进癌症的早诊早治。他们的经验积累和全心投入是本套丛书得以出版的基础。

本套丛书满足了两方面的需求：

一是大众的需求。中国抗癌协会通过各地肿瘤医院、肿瘤康复网站、康复会、患友会等组织问卷调研，汇总常见问题，以保证专家回答的问题是读者最关心和最渴望知道答案的问题。

二是医生的需求。在日常工作中，临床医生要用很大一部分时间来回答患者一些重复率非常高的问题。如果能把这些问题汇总，统一进行细致深入的解答，以图书的形式提供给患者及其家属，不仅能为临床医生节省很多时间，同时也能大大提高诊疗的效率。

丛书的出版不是终点，而是一个起点。本套丛书将配合中国抗癌协会每年的世界癌症日、全国肿瘤防治宣传周等品牌活动，以及肺癌、乳腺癌关注月等各类单病种的宣传活动，通过讲座与公益发放相结合的形式，传播防癌抗癌新知识，帮助患者树立战胜癌症的信心，普及科学合理的规范化治疗方法，全面落实癌症三级预防的总体战略。

本套丛书是集体智慧的结晶。衷心感谢中国科学技术协会对丛书的鼎力支持，感谢百忙之中为丛书的编写投入巨大精力的各位专家，感谢为丛书出版做了大量细致工作的出版社编辑，也感谢所有参与丛书筹备组稿工作的中国抗癌协会秘书处的工作人员。

希望本套丛书的出版能为国家癌症防治事业做一份贡献，为大众健康谋一份福祉。

中国抗癌协会名誉理事长
中国工程院院士

丛书前言二

肿瘤防治，科普先行

一、肿瘤防治，科普先行

1.健康科普，国家之需求

2016 年，习近平总书记在"科技三会"上指出，"科技创新、科学普及是实现创新发展的两翼，要把科学普及放在与科技创新同等重要的位置。"这是中央领导从国家发展战略高度对新的历史时期科普工作和科普产业发展的新部署和新要求。2017 年，"健康中国"作为国家基本发展战略被写进十九大报告，报告明确提出"健康中国行动"的主要任务就是实施健康知识普及行动。

2.肿瘤科普，卫生事业之需求

恶性肿瘤的病因预防为一级预防；通过筛查而早期诊断，以提高肿瘤疗效为二级预防。世界卫生组织（WHO）认为，40%以上的癌症可以预防。恶性肿瘤的发生是机体与环境因素长期相互作用的结果，因此，肿瘤预防应贯穿于日常生活中并长期坚持。肿瘤预防在于降低发病率和死亡率，从而减少国家医疗资源的消耗，减轻恶性肿瘤对国民健康的危害和社会、家庭的经济负担。

3.肿瘤科普，公众之需求

大数据表明，在中国，健康与医疗科普相关词条占总搜索量的57%。2017 年国人关注度最高的 10 种疾病中，"肿瘤"的搜索量超过 36 亿次，跃居十大疾病之首，之后连续数年蝉联关注榜首位。这一方面说明公众对肿瘤科普有巨大需求，同时也反映了公众对癌症的恐慌情绪。一次次名人患癌事件、一段段网络泛滥的癌症谣言,时时处处诱发公众"谈癌色变"的心理。因此,消除癌症误区、建立正确的防癌观念是当前公民健康领域最重要的科普任务,肿瘤医学工作者责无旁贷。

4.肿瘤科普,患者之需求

恶性肿瘤严重威胁人类健康和社会发展。随着肿瘤发病率持续上升、患者生存期延长、个体对自身疾病的关注增加、患者参与诊疗决策的意愿不断增强,肿瘤科普已经成为刚性需求,涉及预防、诊疗、康复、护理、心理、营养等诸多领域。

5.肿瘤科普,大健康产业之需求

随着科普产业的进步和成熟,一批像果壳网、知乎、今日头条等科普资讯平台迅速发展壮大,成为国家发展科普产业的骨干力量。今天的科普产业正在走出科普场馆建设与运营、科普图书出版与发行、科普影视制作与传播、科普展教器具制作与展示等传统形式,迈向经济建设与社会发展更为广阔的前沿领域。科普的产业形态呈多元化发展,科普出版、科普影视、科普动漫与游戏、科普网站、科普旅游、科普会展、科普教育、科普创意设计服务等实体平台百花齐放。随着人口老龄化的加剧,肿瘤科普产业的规模正在不断扩大,这必将催生高水平多元化的科普产品。肿瘤防治,科普先行,利国利民。

二、科普先行,路在脚下

中国抗癌协会作为我国肿瘤学领域最重要的国家一级协会,在成立之日起,就把"科普宣传"和"学术交流"放在同等重要的位置,30多年来,在肿瘤科普工作中耕耘不辍,秉持公心,通过调动行业资源和专家资源,面向公众和患者广泛开展了内容丰富、形式多样的抗癌科普宣传。通过长期实践,协会独创出"八位一体"的科普组织体系(团队－活动－基地－指南－作品－培训－奖项－媒体),为我国肿瘤防治科普事业的模式创新和路径探索做出了重要贡献。

中国抗癌协会自1995年创建"全国肿瘤防治宣传周"活动,经过近30年的洗练,已成为肿瘤领域历史最悠久、规模和影响力最大、社会效益最好的品牌科普活动。养成良好的生活方式、早诊早治、保证有效治疗、提高患者生存质量等防癌抗癌理念逐步深入人心。从 2018 年开始，中国抗癌协会倡议将每年的 4 月 15 日设为"中国抗癌日"，并组织全国性的肿瘤科普宣传活动。

科普精品是科普宣传的最重要武器。中国抗癌协会的几代学者，传承接力，倾心致力于权威科普作品的创作，为公众和患者奉献了数量众多的科普精品。2012 年至今 10 年时间里，中国抗癌协会本着工匠精神，组织数百名专家编写了本套丛书(共 20 个分册)，采用问答的形式，集中回答了公众及患者在癌症预防、诊疗中的常见疑问。目前本套丛书已入选"国家出版基金项目""'十三五'国家重点图书出版规划项目""天津市重点出版扶持项目"等多个项目，取得了良好的社会效益。

随着近年来临床新进展不断涌现，新技术、新方法、新药物不断应用于临床，协会牵头组织广大专家，将防癌抗癌领域的最新知识奉献给广大读者朋友，帮助公众消除癌症误区，科学理性地防癌抗癌，提升公众的科学素养，为肿瘤防治事业贡献力量。

书之为用，传道解惑。科普创作有四重境界，即权威、科学、实用、生动。我们只为一个目标：让癌症可防可控。

肿瘤防治，科普先行；科普先行，路在脚下。

中国抗癌协会理事长
中国工程院院士

前　言

　　淋巴瘤是全世界十大高发恶性肿瘤之一，在我国每年大约有 20 万新发病例，并且发病率以每年 5% 的速度上升，严重威胁着广大人民群众的健康。值得欣慰的是，随着现代科技快速发展和淋巴瘤诊疗技术的进步，淋巴瘤已扔掉了"绝症"的帽子，治愈率得到大幅提高。具体地说，如果能做好规范化的诊断与治疗，约 60% 的淋巴瘤患者可获治愈，约 40% 的患者可获得较长期的生存和较高的生活质量。但是，由于淋巴瘤种类繁多、诊断复杂、治疗方案日新月异，许多年轻的医生都不免产生困惑，患者及其家属更是如坠云雾，不知如何应对。因此，通过一本简明易懂的读物来深入了解淋巴瘤诊断和治疗的相关知识和最新进展就显得非常重要！

　　《淋巴瘤》由中山大学附属肿瘤医院淋巴瘤领域的权威专家指导临床诊疗经验丰富的一线医生们编写而成。本书参考了大量的国内外相关文献和科普材料，结合国内淋巴瘤诊断和治疗现状，以问答的形式，深入浅出地解答医生和患者最关心的问题，系统地阐述了淋巴瘤的病理分类、诊断分期、主要治疗手段和其他应当注意的重要临床问题。阅读本书，可以提高对淋巴瘤早发现、早诊断和正确规范治疗的认识，系统掌握淋巴瘤的预防、治疗和康复保健知识。

本书既是淋巴瘤的科普书籍，又是淋巴瘤规范性诊疗知识的参考手册，涵盖了淋巴瘤的新概念、新知识、新疗法、新技术，以及防治和康复的系列内容。本书最大的特色：通过一问一答的方式，将复杂难懂的淋巴瘤诊疗问题讲解得深入浅出、简单明了。总之，本书内容精彩实用、简明易记，可作为广大淋巴瘤患者及其家属的科普参考书。

2022 年 1 月

目　录

第一章　认识淋巴瘤

第二章　淋巴瘤诊断分期

第三章　化疗

第四章　生物治疗

第五章　放疗

第六章　造血干细胞移植

第七章 霍奇金淋巴瘤

第八章 惰性淋巴瘤

第九章　中度侵袭性 B 细胞淋巴瘤

第十章　高度侵袭性淋巴瘤

第十一章　NK/T 细胞淋巴瘤

第十二章　T 细胞淋巴瘤

第十三章　化疗不良反应

第十四章　随访和维持治疗

第十五章　心理护理

第十六章　免疫治疗

第一章

认识淋巴瘤

▶ 什么是淋巴瘤？

淋巴瘤是淋巴细胞、淋巴组织或淋巴器官恶变而成的恶性肿瘤。恶性肿瘤即人们俗称的"癌症"。按照肿瘤细胞的来源，"癌症"可以分为两类：癌与肉瘤。医学上将上皮组织来源的恶性肿瘤称为"癌"，而将间叶组织来源的恶性肿瘤称为"肉瘤"。淋巴瘤是间叶组织来源的恶性肿瘤。之所以将其独立出来称为"淋巴瘤"，是因为淋巴组织是一类特殊的组织，属于淋巴造血系统。而淋巴系统则像遍布全身的血液循环系统一样，也是一个网状的液体系统。该系统由淋巴管、淋巴器官和淋巴液等组成。淋巴结的淋巴窦和淋巴管内含有淋巴液，是由血浆变成，但比血浆清，水分较多，能从微血管壁渗入组织空间。淋巴器官包括淋巴结、脾、胸腺和腭扁桃体等，其中脾是最大的淋巴器官，能过滤血液，除去衰老的红细胞，作为一个血库储备多余的血液。淋巴组织为含有大量淋巴细胞的网状组织。淋巴系统是人体的重要防卫体系，它与心血管系统密切相关。淋巴系统能制造白细胞和抗体，滤出病原体，参与免疫反应，对于液体和养分在体内的分配也有重要作用。简单地讲，淋巴系统既是有着分配体液作用的"运输线路"，也是有着防御作用的"警察与军队"。

淋巴细胞是人体的健康卫士，可抵抗外来细菌、病毒等的入侵，清除体内衰老、坏死的细胞，维护着体内环境的"整洁有序"。淋巴细胞是一个"多民族大家庭"，至少有3大谱系：从胸腺发育而来的淋巴细胞称为"T细胞"，从骨髓发育而来的淋巴细胞称为"B细胞"，还有一些细胞是"天然杀手"，称为"NK细胞"。这些淋巴细胞发育成熟后，就会"离开家庭、走向社会"，迁徙到全身的淋巴结和其他淋巴组织，包括脾和扁桃体等。蚕豆状的淋巴结成群地分布在淋巴管汇集的部位和静脉周围，筑起了保护人体健康的"防御性长城"。另外，除毛发、指甲、角膜以外的其他组织和器官，如胃肠道、支气管、泌尿系统、生殖系统、皮肤、甲状腺等，也广泛分布着大量的淋巴组织，共同组成保护人体健康的淋巴免疫系统屏障。

淋巴细胞的天性就是永无休止地"战斗",几乎遍布全身的淋巴结和淋巴组织就是其"战场"。因此,从我们出生到死亡,这两大主战场上一直充斥着激烈的"厮杀"。在长期的战斗环境和紧张的工作压力下,淋巴细胞发生量变和(或)质变也就不足为奇了。一旦淋巴细胞发生了恶变,即形成"淋巴瘤"。

尽管人类生存的环境并不理想,淋巴细胞压力重重,但庆幸的是,这是一群坚强的"战士",发生质变、恶变的少之又少。尽管每个正常人在其一生中都会反复发生淋巴结肿大和淋巴组织增生,但也不必害怕,这是因为淋巴细胞的职能就是保卫人体健康。尤其是双侧颌下和腹股沟淋巴结,前者的主要功能是监测和对抗口腔、鼻咽部的炎症反应,后者主要是监测和对抗双下肢、外阴及肛周的炎症反应。在我们一生中,这些部位几乎不可避免地会发生感染和炎症反应,出现不同程度的淋巴结肿大。大多数情况下,炎症反应消除后,增生、肿大的淋巴结会恢复至正常大小,但如果是长期、慢性炎症刺激,增生、肿大的淋巴结就难以彻底恢复原貌,不过这些淋巴结中的淋巴细胞本质是好的,并没有发生恶变,称为"淋巴结良性疾病",如慢性淋巴结炎、淋巴结结核和结节病等。此时,淋巴结的肿大常较轻,质地较软,有触痛感,进行抗感染或抗结核治疗都有效。事实上,淋巴细胞从良性到恶性的转变是一个量变到质变的过程。有些淋巴结病变可能介于良、恶性之间,很难做出明确的诊断,或者是一种低度恶性的(也可称为"惰性")淋巴瘤。但经过一定时间的演变,有些病变可能彻底转化为恶性度高的(即侵袭性)淋巴瘤,即可能从低度恶性淋巴瘤转化为恶性程度更高的淋巴瘤,对生命造成威胁,这就需要进行积极治疗。淋巴结还是人体的"清洁滤器",各种恶性肿瘤进展到一定程度都有可能在相应的淋巴引流区域出现淋巴结转移。例如,头颈部恶性肿瘤、肺癌、胃癌、食管癌和乳腺癌晚期会出现颈部和锁骨上淋巴结转移;妇科肿瘤、泌尿系统肿瘤或下肢肿瘤会出现盆腔、腹股沟淋巴结肿大等。因此,淋巴结肿大还需要与淋巴结的转移癌相鉴别。因此,与胃肠、肺、乳腺等处恶性肿瘤相比,淋巴瘤是相对少见的恶性肿瘤类型。目前,各个国家和地区的淋巴瘤发病率通常为每10万人中有2~5例。

▶ 淋巴瘤有什么特点?

由于淋巴组织的特点,淋巴瘤具有不同于其他肿瘤的特殊性和复杂性。通常按临床表现将淋巴瘤分为高度侵袭性淋巴瘤、中度侵袭性淋巴瘤和惰性淋巴瘤等。高度侵袭性淋巴瘤是一类生长快、进展快、易累及多个部位的淋巴瘤,包括淋巴母细胞淋巴瘤和伯基特淋巴瘤,其发病率相对较低。中度侵袭性淋巴瘤生长和发展速度相对较慢。而惰性淋巴瘤通常发展速度缓慢,但发现时多处于晚期,理论上无法治愈。

▶ 为什么会得淋巴瘤?

淋巴瘤作为一种恶性肿瘤,目前尚未完全发现其明确病因。较为公认的研究结果是,某些感染因素可能与某些类型淋巴瘤的发病有关。例如,人类免疫缺陷病毒(艾滋病病毒)感染患者最常患的恶性肿瘤就是淋巴瘤,发病率比普通人群高60～100倍;EB病毒感染可能与霍奇金淋巴瘤、伯基特淋巴瘤和鼻NK/T细胞淋巴瘤的发病有关;HTLV-1病毒与成人T细胞淋巴瘤、白血病密切相关;幽门螺杆菌是胃MALT淋巴瘤的可能病因;丙型肝炎病毒与脾淋巴瘤相关;鹦鹉衣原体感染与眼附属器淋巴瘤的发病相关。

人体免疫功能异常、自身免疫性疾病和器官移植后长期大量应用免疫抑制药物,以及老龄化都很可能是近年来淋巴瘤发病率明显增加的重要原因。放射线、杀虫剂、除草剂、染发剂、重金属、苯等物理因素和化学因素也可能与淋巴瘤的发病相关。

虽然有的家庭可能出现不止一个淋巴瘤患者,但是目前尚未发现淋巴瘤有非常明显的遗传倾向和家族聚集性,这与家族性乳腺癌、结肠癌是完全不同的。因此,淋巴瘤患者亲属的发病风险并不会明显高于普通人群。

▐▶ 淋巴瘤可以治愈吗？

　　尽管临床表现多样，诊疗过程复杂，不易早期诊断，但幸运的是淋巴瘤现在已经成为为数不多的可以完全治愈的恶性肿瘤之一。尤其是自 20 世纪 90 年代起，淋巴瘤的基础研究、临床诊断和治疗成为恶性肿瘤中进步最快的领域之一。目前，通过化学治疗（简称"化疗"）或联合放射治疗（简称"放疗"），大部分淋巴瘤患者有望治愈或实现长期生存，甚至分期极晚、症状严重的一些病例，经过正确治疗后，仍然可能获得比较满意的疗效。然而，有些类型的淋巴瘤对已知的抗肿瘤治疗均不敏感，故治疗效果差，患者生存期也短暂。少数罕见类型的淋巴瘤因为病例数少、发病机制不清，往往没有公认的治疗方法。因此，淋巴瘤"是否可治愈"是建立在准确的病理诊断的基础之上的。

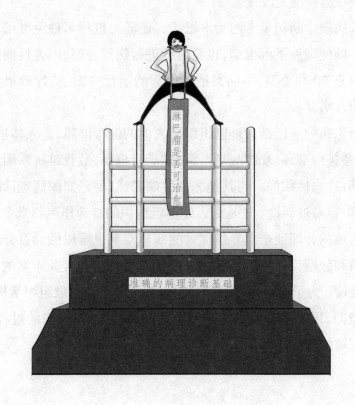

▶ 怎样早期发现或者排除淋巴瘤呢？

病理诊断是淋巴瘤，也是所有恶性肿瘤诊断的"金标准"。不管病灶的深浅、位置、大小、形状和硬度如何，必须进行病理活检才能诊断或排除淋巴瘤。浅表淋巴结可以行切除活检，深部病灶则需要在 B 超或 CT 引导下行粗针穿刺活检。对于胃肠道、鼻咽部和呼吸道病灶，可以进行内镜检查并取组织活检；对于胸腔或盆腔、腹腔病灶，可以行胸腔镜、腹腔镜检查和组织活检。必要时，可能需要开腹、开胸探查来取病理组织。虽然比较麻烦，但对于确诊淋巴瘤是不可缺少的。即便过去曾经患过淋巴瘤，再次出现淋巴结肿大而考虑复发时，也要尽量再取病理组织进行病理诊断。一方面是为了明确淋巴瘤是否复发，另一方面是某些淋巴瘤类型可能会发生病理转化，一旦转变为其他类型的淋巴瘤，相应的治疗和预后往往也会随之改变。

如果病理诊断初步考虑为淋巴瘤，还需要进行多种免疫组化染色来确诊。即便确诊了淋巴瘤，也要继续进行病理分型，因为目前已知的淋巴瘤有近 70 种类型，不同类型淋巴瘤的治疗方案、治疗效果和预后的差异非常明显。

由于患病的淋巴结和淋巴组织是人体的健康屏障，是人体抵御"入侵者"和整顿内部环境的"战场"，常常"满目疮痍，敌我难辨"，因此有时难以鉴别良、恶性疾病。与其他恶性肿瘤相比，淋巴瘤的病理诊断也更为困难，更容易被误诊。这是由人体淋巴组织的特殊作用和当今医学的局限性造成的，即便全世界最优秀的病理专家也难以做到百分之百的正确诊断和分型。对于有疑问的病例，可能需要多位经验丰富的病理专家进行会诊。为了取得满意的病理组织甚至需要反复取组织活检，虽然烦琐又费时，但是本着对患者高度负责的态度，这是必需的过程，需要患者和家属的理解。

▋▶ 治疗淋巴瘤有哪些手段？

随着现代医学的发展,出现了多种抗击肿瘤的方法。淋巴瘤的主要治疗方法是化疗。

化疗是利用化学药物杀死肿瘤细胞、抑制肿瘤细胞的生长繁殖和分化的一种治疗方式,这些特殊的药物可杀灭肿瘤细胞,有时称为"细胞毒性药物"。许多化疗药物源于自然,如植物,其他则是人工合成。目前已有超过50种化疗药物,它们通常以不同的剂量联合应用。化疗是一种全身性治疗手段,对原发灶、转移灶和亚临床转移灶均有治疗作用,但是化疗在杀伤肿瘤细胞的同时,也会将正常细胞和免疫(抵抗)细胞一同杀灭,所以化疗是一种"玉石俱焚"的治疗方法。化疗是按比例杀伤肿瘤细胞,这也是化疗需要分多个疗程进行的原因。早期淋巴瘤肿瘤细胞数目较少,故4~6个疗程后,肿瘤细胞即基本可完全消灭,而晚期淋巴瘤需要更多的疗程。根据这个原理,化疗无法一次全部消灭肿瘤细胞。这也是根治性化疗需要联合放疗、手术进行的原因,即通过多种手段联合,彻底消灭肿瘤。一些化疗药物是以片剂的方式服用,一些化疗药物经肌内注射、皮下注射或脊髓腔注射(鞘内注射),但最常用的是静脉注射。

不同的淋巴瘤类型,治疗的原则不同,治疗方案和疗程也不同;即便是同一种类型,因为年龄、分期、部位和预后条件不同,治疗方案也不完全相同。血象、肝肾功能、心脏疾病、糖尿病和肝炎等都会影响治疗方案的选择和药物剂量的调整。

某些细胞治疗不作为淋巴瘤的常规治疗手段,对于初治患者,应该以正规化疗或者放疗为主。对于某些复发、难治患者或者常规治疗手段不适合的患者,可以根据病情酌情选择。

▶ 在治疗淋巴瘤的过程中，应该如何配合？

治疗疾病，需要医患双方的紧密配合，淋巴瘤的治疗也不例外。当患者全部检查结束后，医生会根据病情和病理类型来决定是否开始治疗、采用何种治疗方案和大概的治疗计划等。此时，主管医生与患者及其家属之间的沟通非常重要，双方需要坦诚地谈论病情、治疗方案、剂量、大概的治疗计划、费用、有效率、可能的不良反应、如何处理不良反应、将来的复发率和复发后可能的治疗原则等。

由于现代医学信息交流的便捷与通畅，国内很多肿瘤的治疗规划、方案和剂量都是遵循国际的基本规范进行，根据患者的身高、体重和体表面积等计算治疗剂量，淋巴瘤的治疗也不例外。医生会根据患者的肝肾功能、心脏功能、血象、血糖及其他并发症等做适当的调整。在治疗过程中医生会常规对各种常见的不良反应做预防性处理，如止吐，使用保护肝肾功能、心功能的药物等。即使如此，也不能完全避免某些不良反应的出现，几乎所有的化疗药物都有骨髓抑制、脱发、胃肠道反应和肝肾功能损伤等不良反应，只是发生程度和发生情况不同而已。因此，为了能够安全、按时地开始下一个周期的化疗，患者如有异常情况，应及时向主管医生和值班医生报告病情变化，并按照要求定期复查血象及肝肾功能。

任何一种化疗方案都不可能达到100%的疗效，是否有效主要与患者的个体差异有关，有的患者天然携带某些耐药基因，对某些化疗药物耐药，所以，一般每化疗2~3个周期后，要进行一次评估疗效的检查。其目的是评估治疗方案的效果，如果没有达到理想效果，可能需要增加剂量或者更改治疗方案。检查项目基本与初诊时相同，有病灶的部位是复查的重点。

▶ 如果淋巴瘤完全缓解，能否像正常人一样生活？

随着淋巴瘤治疗效果的明显提高，许多患者能够长期生存，甚至结婚生育,从表面上看和普通人群没有差别。但是远期并发症和生活质量是长期生存的淋巴瘤患者不容忽视的重要问题,如继发性肿瘤、心血管疾病、不孕不育和心理障碍等。

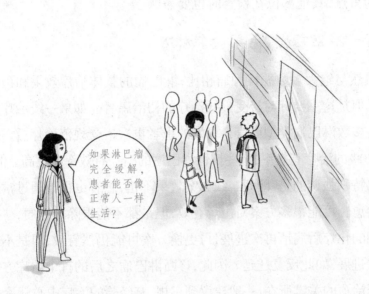

如果淋巴瘤完全缓解,患者能否像正常人一样生活?

经过化疗或联合放疗后达到完全缓解的恶性肿瘤患者,并非就是彻底根除了肿瘤细胞,这种完全缓解只是一种临床意义上的初步治疗成功,实际上此时患者体内还可能残留许多肿瘤细胞,只是用目前常用的 CT、B 超、PET/CT 和血液学检查还难以检测到而已。例如,霍奇金淋巴瘤和弥漫大 B 细胞淋巴瘤,虽然初治的有效率很高,完全缓解率也很高,但仍有约 1/4 的病例会复发。而外周 T 细胞淋巴瘤的复发率就更高了。另外,大多数惰性淋巴瘤用目前的治疗方法也是基本不可能完全治愈的,仍有可能复发。

因此,淋巴瘤患者治疗结束后,不能掉以轻心,仍然需要定期复查。治疗结束后前两年复发的风险比较高,复查的频率要高一些,通常 3~4 个月复查 1 次,2 年后可半年复查 1 次,5 年后可改为每年复查 1 次,并终身坚持。虽然通常把治疗后 5 年不复发作为肿瘤治愈的判断标准,但不同类型的淋巴瘤之间的差别比较大。例如,惰性淋巴瘤由于不能根治，随时都可能复发，而伯基特淋巴瘤在治疗结束1年后，就很少复发了。

检查的项目依病变部位、病理类型而定。总之，原来的患病部位是复查的重点，其他部位在检查时也要兼顾。

▶▶ 万一不幸复发，后果会怎样？

虽然与绝大多数恶性肿瘤相比，淋巴瘤的整体治疗效果和预后结果较好，但是这主要针对接受一线治疗的初治患者。如果一线治疗效果不佳，对多数淋巴瘤类型而言，复发的患者再次接受规范治疗后，仍然有30%~50%的治疗有效率，某些惰性淋巴瘤的治疗有效率会更高。但是，在此需要特别强调的是，即便二线方案效果不错，患者也很难通过常规化疗获得治愈。可能很多方案对患者有效，但是都不能根除淋巴瘤，往往在数个周期的化疗后病情再次进展，再更换方案可能仍然有效，但是不久后病情再次进展，如此反复迁延。因此，诊断淋巴瘤之后的首个治疗方案是决定能否治愈的关键所在，一般建议到正规、有经验的治疗中心就诊。

无论哪种类型的淋巴瘤，如果复发后更改化疗方案再次治疗，绝大多数患者会再次复发，如果单纯依靠常规剂量的普通化疗，侵袭性非霍奇金淋巴瘤和霍奇金淋巴瘤患者很难获得治愈的机会。因此，对于这类淋巴瘤，如果是年轻患者，建议在第二次治疗效果比较好的情况下，尽早考虑大剂量化疗联合自体干细胞移植，部分患者仍然有希望治愈。必要时，甚至需要异基因造血干细胞移植。对于惰性淋巴瘤患者，虽然多次治疗仍然有效，但是大部分类型的疗效持续时间会越来越短，复发的频率会越来越高，疗效也会越来越差。此类年轻患者也要考虑干细胞移植等积极的治疗方式。

▶▶ 自己或亲友得了淋巴瘤，应该怎样面对？

患者家属关心和照顾患者的细微程度是影响患者康复的重要因素之一。因此，淋巴瘤患者家属要尽量做到以下几点：

（1）当医生明确诊断并把病情告知家属后，家属应努力控制自己的情绪,及时向医生了解患者的全面情况,挑起照顾患者的重任,并协助医生选择最佳治疗方案,以取得满意的疗效。

(2)患者得知自己的病情后会产生悲观、恐惧及紧张的情绪,有的患者甚至抱着消极态度,拒绝治疗,等待死亡。这时,家属要耐心疏导,帮助患者从痛苦中解脱出来,树立起战胜癌症的信心,接受并配合治疗。

(3)要十分注意患者的饮食调养,为患者提供可口、易消化、富有营养的饮食。患者在手术后放、化疗过程中,体力、食欲下降,良好的饮食调配尤为重要,有助于提高机体的免疫力和抗癌能力,有利于康复。

(4)在治疗过程中,患者十分痛苦,有的患者可能脾气很大,家属要忍耐和理解,分担患者的痛苦。尤其在患者病情恶化甚至治愈无望时,家属更应给患者以心理上的安慰和精神上的支持。

(5)淋巴瘤治疗是一个长期的过程,除了治疗期外,还要定期去医院检查,家属要配合患者完成每次随访。

(6)实际上,淋巴瘤患者只要不是病情特别严重,或处于特殊治疗时期时(如实施化疗和个人治疗时,需要隔离消毒,防止交叉感染),完全没有必要限制其正常活动。饮食也无须忌口,同时应让他们进行适当的运动和功能锻炼,鼓励其从生活自理开始逐渐回归社会,这些都有益于其康复。在今天,淋巴瘤已不再是不治之症,淋巴瘤带来的痛苦也可以采取相应措施消除或减轻,各种有效的治疗能够大大延长患者的生存时间,并且使其恢复一定的工作能力。

▶▶淋巴瘤患者在饮食方面有哪些需要注意?

增进食欲、加强营养对肿瘤患者的康复十分重要。日常生活中要注意营养合理,尽量做到多样化,多吃高蛋白、高维生素、低动物脂肪、易消化的食物及新鲜水果、蔬菜,不吃变质的或刺激性食物,少吃熏、烤、腌制、油炸和过咸的食品。另外,主食要粗细粮搭配,以保证营养平衡,如大米、小麦、小米、大豆等。富有营养的食品种类繁多,鸡肉、羊肉、牛肉是补气的食品,鸭肉、鲫鱼是健脾的食品,海参、海蜇、鲍鱼、海带、荸荸和菱角是软坚散结的食品,木耳、猴头菇、香菇、金针菇等都是有一定抗癌作用的食品。尤其是香菇,其营养价值超过其他种类的蘑菇,含有7种人体所必需的氨基酸,还含有钙、铜、铁和锰等微量元素,以及多种糖类和酶,能提高人体免疫力。蔬菜、瓜果和豆类等含有丰富的维生素和微量元素,有一定防癌和抗癌作用。例如,黄豆、卷心菜、大白菜均含有丰富的微量元素钼,西红柿、胡萝卜和空心菜含有丰富的维生素 A、B 和 C 等,其中空心菜营养价值很高,它含有多种维生素。蒜薹、韭黄、菜花和包心菜除含有丰富的维生素外,还可抵抗化学致癌物质的致癌作用。

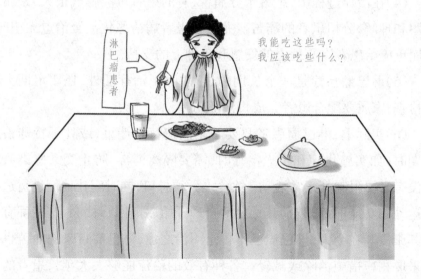

▐▐▶ 化疗时应选择哪些食品?

在整个化疗过程中,没有充足的营养保证,将不能顺利实施治疗计划。因而,无论在医院还是在家中,合理饮食都不可忽视。

选择食品的原则是:高热量、高维生素、低脂肪和宜清淡等。注意增加调味,如甜味、酸味等可刺激食欲,减少化疗所致的恶心、呕吐和食欲缺乏等。

一般可食用番茄炒鸡蛋、山楂炖瘦肉、黄芪羊肉汤及虫草烧牛肉等,还可食用鲜蜂王浆、木耳、猴头菇和鸡肫等食品,既补气益血,又健脾胃,可提高疗效。除遵循化疗患者的常规饮食原则外,还要根据疾病类型、患者的体质及所用的化疗药物来选择饮食,下列食品可作为参考:苹果、橘子、罗汉果、红枣、牛奶、鸡蛋、菠菜、香菜、核桃、猪骨髓和牛骨髓等。

对于极度食欲缺乏、频繁呕吐的化疗患者,住院时应及时进行静脉输注营养,保证水电解质平衡和营养的供给。

为保证化疗患者每日进食量,早餐应在 6 时前、晚餐应在 19 时后进食,这样可延长给药与进食时间差,减少不良反应,促进食物吸收。

化疗是肿瘤治疗的一个有效手段,但几乎所有的化疗药物都会引起不同程度的食欲缺乏、恶心和呕吐等,从而削弱患者的营养状况。合理的饮食能预防和改善因治疗带来的体重减轻和营养不良。

第二章

淋巴瘤诊断分期

▮▶ 当身体出现哪些症状时需要警惕淋巴瘤呢？

淋巴瘤的临床表现是复杂多样的，突然出现浅表淋巴结无痛性、进行性肿大，表面光滑，质地较韧(中等)时，需警惕淋巴瘤的发生可能。

进行性肿大的淋巴结可能对周围的组织器官造成影响或压迫，并引起相应的症状。例如，纵隔巨大淋巴结可压迫上腔静脉，导致血液回流障碍，表现为头颈部肿胀、胸闷、胸痛和呼吸困难等；盆腔和腹腔巨大淋巴结可压迫胃肠道、输尿管或胆管等，造成肠梗阻、肾盂积水或黄疸，并引起腹痛、腹胀。

淋巴瘤也可以累及淋巴系统以外的器官，表现为相应器官受累、破坏、压迫或梗阻。这时，胃肠道淋巴瘤的表现如同胃癌和肠癌，可出现腹痛、胃肠道溃疡、出血、梗阻和压迫等症状。皮肤淋巴瘤常被误诊为银屑病、湿疹和皮炎等。当淋巴瘤累及颅脑时，可能出现头痛、视物模糊、言语障碍、意识不清、性格改变、部分躯体和肢体的感觉及运动障碍，甚至瘫痪。当淋巴瘤累及骨骼时，可致骨痛、骨折。当淋巴瘤累及鼻咽部时，可出现鼻塞、流涕和鼻出血等，类似于鼻咽癌的表现。

淋巴瘤是全身性疾病，因此，除了上述局部症状，大约50%的患者还可能出现发热、盗汗、乏力、消瘦、食欲缺乏、皮疹、瘙痒和贫血等全身症状。

▮▶ 淋巴瘤如何确诊？

淋巴瘤的发病部位不一，临床表现多样，与其他肿瘤相比，诊断更为困难。淋巴瘤确诊的金标准是肿瘤组织病理诊断，也就是在显微镜下寻找恶性细胞。医生丰富的临床经验、精细的检查，有助于明确诊断方向、可能的疾病类型，但都不能替代病理诊断。

如果病理诊断初步考虑为淋巴瘤，病理医生接下来需根据细胞形态学和类型，确定其为霍奇金淋巴瘤还是非霍奇金淋巴瘤，这便需要进行多种免疫组化染色及染色体检查(FISH 或 PCR 等)以进一步确诊。即便确诊了淋巴瘤，也要继续进行病理分型，因为目前已知淋巴瘤有几十种类型,不同类型淋巴瘤的治疗原则和治疗方案,以及治疗效果和预后的差别都非常明显。

还有一种有效的检测手段被称为"流式细胞学检测",其通过观察不同细胞表面特殊蛋白来区别不同的细胞。不同淋巴瘤亚型的细胞表面有特定的蛋白表达,正是通过这种差异,流式细胞学检测技术可以进一步对淋巴瘤分型。

▌▶ 为什么需要进行骨髓穿刺和骨髓活检?

骨髓穿刺是指通过使用专用穿刺针具在髂后上棘或髂前上棘、胸骨、腰椎棘突和胫骨等部位抽取极少量骨髓液进行检查来诊断血液病的最为常用的方法。如果是胸骨穿刺,则抽取的是拥有造血功能的骨髓液。其特点为:操作较为简便;涂片上的细胞分布均匀,胞体舒展,染色良好,较易分辨各系原、幼细胞及其微细结构;易于识别巨型变、巨幼样变和小巨核细胞;细胞化学染色效果好,结果可量化。除了胸骨穿刺外,上述其他部位的骨髓穿刺的安全性要明显高于胸腔穿刺、腹腔穿刺、心包穿刺和腰椎穿刺等穿刺检查,而且对人体的影响也明显小于 X 线片、CT 检查和核素扫描等。经数十年大量临床实践及科学实验证明,骨髓穿刺对人体无任何不良影响,不会损伤人体,亦无后遗症,更不会引起瘫痪、残疾或危及生命等。

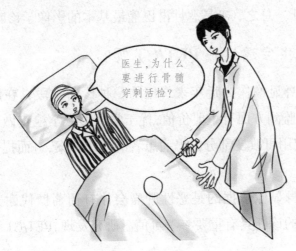

医生,为什么要进行骨髓穿刺活检?

骨髓活检是用骨髓活检针取得一条骨髓组织，固定包埋切片染色后备检。其是确诊和鉴别再生障碍性贫血、骨髓增生异常综合征、低增生性白血病和骨髓转移瘤等病症的重要手段。骨髓活检可保持造血组织的天然结构，并能较全面地了解骨髓增生程度，其操作与骨髓穿刺相似，而且一样安全，但更有价值。

除了凝血机制严重异常者外，任何患者（包括危重患者）如有必要均可进行骨髓穿刺和骨髓活检。另外，由于病情特殊等原因，骨髓穿刺和骨髓活检可能会失败，或因存在再生障碍性贫血、骨髓瘤等，以及患者体内不同部位的骨髓情况不同，需要进行多部位反复穿刺来确诊，这也解释了为何有些患者骨髓穿刺活检时间短，而有些患者经过长时间反复操作，仍然未取到合适标本。

▮▶ 为什么需要行 CT 检查？

所有淋巴瘤患者在接受治疗前，都应做腹腔、盆腔和颈部 CT，这是因为，CT 能清楚地显示各区淋巴结大小、密度，以及与周围血管、脏器的关系，也能显示结外病变。通过 CT 检查，能明确疾病的分期，进一步指导后续的治疗。腹腔、盆腔 CT 可显示肠系膜和腹膜后的淋巴结，测量其大小，而且比淋巴造影更精确。颈部 CT 可显示咽淋巴环病变是单侧还是双侧。原发肺的 MALT 淋巴瘤，在 CT 上表现为边界不清的块状影，有支气管充气征。总之，CT 是恶性淋巴瘤最基本的影像学诊断手段。

▮▶ 为什么医生会建议做 PET/CT 呢？

PET/CT 全身显像作为近年来常用的一种诊断手段，在淋巴瘤诊断、分期和疗效监测方面有重要价值，优于常规影像学检查做出的综合评价。其临床应用可改变部分淋巴瘤患者的治疗方案，进而提高淋巴瘤的诊治水平。

PET/CT 全身显像依据的是恶性肿瘤会伴有葡萄糖代谢升高这一特点，对淋巴瘤的诊断具有重要参考价值。研究发现，PET/CT 全身显像对放化疗后仍有残留肿块的淋巴瘤患者的敏感性和特异性，分别为50%和69%。PET/CT全身显像检测结果为阴性者，无须进一步行放化疗，从而避免了不必要的治疗。对于完成一线治疗后仍有肿块残留的患者来说，PET/CT是评估残留肿块是否有肿瘤细胞残存的有效手段。

目前，PET/CT不但可以用于治疗前分期、治疗后疗效的评估，而且可以作为预后预测指标。因此，有条件的患者可行PET/CT检查。

▋▶ 血液学检查中哪些是必需的？

治疗前，需要了解患者的血常规、便常规、肝肾功能、血糖、血清蛋白和电解质等情况，以确定有无化疗禁忌。淋巴瘤患者早期血象一般无异常。贫血见于晚期或合并溶血性贫血者。除骨髓受累之外，白细胞计数一般正常。嗜酸性粒细胞增多，以霍奇金淋巴瘤常见。约有1/3的霍奇金淋巴瘤患者的淋巴细胞绝对值可减少。浆细胞和里－施细胞偶可见于外周血。血小板数量减少提示有骨髓受累，或继发于脾功能亢进。血沉加快提示病情处于活动状态。乳酸脱氢酶升高反映了肿瘤细胞增殖速度快，肿瘤负荷大，若＞500U/L则提示非霍奇金淋巴瘤的预后不良。随着病情进展，血清铜及铁蛋白升高，缓解期则下降；锌与之相反。碱性磷酸酶升高，可能有肝或骨骼受累。肝受累的同时，可伴有5-核苷酸酶升高。高钙血症提示有骨侵犯，此种变化可出现于X线片改变之前。脑脊液 β_2 微球蛋白升高提示有中枢神经系统受累。通过这些检查项目，可以了解预后和判断治疗有无禁忌。若考虑到后续需行深静脉插管治疗，则还需要进行血型、凝血功能等检查。淋巴瘤治疗中使用的部分药物会引起部分乙型肝炎患者或病毒携带者的病毒激活，一旦发生，可能出现严重危及生命的并发症。因此，对于乙型肝炎患者或病毒携带者，治疗前及每周期治疗后，应检测乙型肝炎病毒拷贝数情况。若为阳性，则需进行抗病毒治疗。与其他实体瘤化疗相同，每周期淋巴瘤化疗前，需进行血常规、生物化学常规检查，以确定有无化疗的不良反应情况。

▮▶ 还有哪些需要做的检查？

部分患者的首发症状为胸闷、气促、呼吸困难，首诊医生可能会开具胸片检查。这是因为胸片检查是检测肺门、纵隔淋巴结或胸腔积液最有效的方法，也是评估疗效和随访的简便手段。

如果部分患者的首发症状为胃肠道不适，则需进行胃肠道钡剂造影（GI）或纤维胃肠镜，以明确病变。其中的纤维胃肠镜是检出胃肠道有无非霍奇金淋巴瘤的常用方法。

超声检查可测定脾脏大小和厚度，鉴别囊性或实质占位，其检出脾非霍奇金淋巴瘤的敏感性比 CT 和 MRI 更高。超声检查还可检测肝脏有无肿大和占位，也可确定腹部肿块的大小、物理性质以及其与周围脏器的关系，甚至确定有无腹水。

▮▶ 怎样避免恶性淋巴瘤被误诊？

在临床上，恶性淋巴瘤常易被误诊，如以浅表淋巴结肿大为初发症状的患者，在初诊时，有 70%~80% 被误诊为淋巴结炎或淋巴结结核，因而需要进行鉴别。

急性淋巴结炎常表现为急性炎症，可伴有附近器官炎症，肿大的淋巴结为中等硬度，有压痛，而且表面红肿、温度升高，可伴有发热和白细胞增多，常可找到原发病灶。

慢性淋巴结炎常因以往感染未痊愈而复发。一般症状为淋巴结偏软、较扁、无明显压痛和活动度好等。

淋巴结转移性癌初始往往表现为引流区淋巴结肿大，质地坚硬，活动度差，多个淋巴结肿大可融合成团块状，有皮肤浸润、破溃现象等。鼻咽癌容易转移到乳突尖下与下颌骨之间的淋巴结及上颈部胸锁乳突肌后缘深部的淋巴结。左锁骨上淋巴结转移性癌的原发灶多为腹腔脏器（如胃肠道、子宫、卵巢、前列腺、膀胱和肾脏等）的肿瘤。右锁骨上淋巴结转移性癌多来自胸腔内的肺、纵隔等病变。乳腺癌常先转移至同侧腋下淋巴结,然后到锁骨上淋巴结。外阴、结直肠、肛管、子宫、卵巢和前列腺癌可转移至腹股沟淋巴结。

▶ 如果检查结果提示淋巴结肿大，是不是有可能患上淋巴瘤？

如前所述,淋巴瘤是一类复杂的疾病,除了最常表现的浅表淋巴结肿大外,还可发生于体内深部淋巴结和结外器官。

若检查报告提示胸腔内淋巴结肿大,这时也要考虑是否有心包囊肿、脂肪瘤和脂肪肉瘤的可能,或是由肺癌、乳腺癌、甲状腺癌、鼻咽癌、喉癌、恶性黑素瘤和泌尿生殖系统肿瘤转移至肺门纵隔淋巴结所引起。而结节病和肺结核也可能表现为胸腔内有肿块。

除了淋巴瘤患者可出现脾大,传染性单核细胞增多症、病毒性肝炎、风疹、伤寒、副伤寒、败血症、疟疾、血吸虫病患者也可见脾大。发生急性感染时,患者有发热,以及脾脏轻度肿大、质地软和轻度压痛等症状。发生血吸虫性肝硬化时,患者可有巨脾等症状。另外,脾大还可继发于门静脉高压及白血病,其中急性粒细胞性白血病、急性单核细胞性白血病患者的脾脏轻度肿大,急性淋巴细胞性白血病患者的脾脏可明显肿大,而慢性粒细胞性白血病患者的脾脏可极度肿大。目前,因脾大引起腹部肿物、腹胀而就诊的患者不在少数。

▶ 淋巴瘤有哪些类型？

恶性淋巴瘤实际上是一类全身性疾病,与机体免疫系统功能状态密切相关。目前已知淋巴瘤大致可分为霍奇金淋巴瘤和非霍奇金淋巴瘤两大类。在我国,霍奇金淋巴瘤占全部淋巴瘤病例的 9% ~ 10%,是一组疗效相对较好的恶性肿瘤；非霍奇金淋巴瘤占全部淋巴瘤病例的 90% 左右,并且近十几年来发病率逐年升高。两者临床表现因病理类型、分期及侵犯部位不同而有所不同。

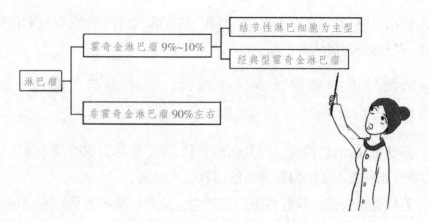

最新的 WHO 分类将霍奇金淋巴瘤分为结节性淋巴细胞为主型和经典型霍奇金淋巴瘤。前者无进一步分类,而后者还有下面的几种分类。

(1)富于淋巴细胞型是分化最好的类型,亦可被认为是霍奇金病的早期阶段,其恶性程度比较低,病灶常局限于一个或一组淋巴结。其占本病的 10% ~ 20%,预后最佳。

(2)结节硬化型约占本病的半数,预后仅次于富于淋巴细胞型。

(3)混合细胞型约占本病的 10% 以上。诊断时,多有淋巴结外浸润,预后较差。

(4)淋巴细胞削减型为淋巴瘤的晚期,病情发展迅速。此型约占 10%,预后相对最差。

1994 年,国际淋巴瘤研究组提出了 REAL 分类,这一分类的依据包括了形态学、免疫表型、遗传学特点和临床特点,在临床实践中,逐渐显示出这一分类的科学性和准确性。2001 年, 在 REAL 分类的基础上,WHO 公布了淋巴组织肿瘤的分类, 简称 "WHO 淋巴瘤分类"。新的 WHO 分类考虑了形态学、临床表现、免疫学和基因异常的信息,具有临床治疗指导意义。

2001 年,WHO 淋巴瘤分类在世界范围内被广泛应用,2016 年经再次修订。新的 WHO 淋巴瘤分类的主要特点是,形态学、免疫组化表型、遗传学、分子学特征和临床特点相互结合以构成疾病分类的坚实基础,并在其中融入了新知识及新观点。

▶ 什么是正确的分期？

正确的分期对判断预后和选择治疗有重要意义。淋巴细胞在外周血中循环，少量的淋巴细胞几乎存在于身体每个器官。淋巴瘤可以发生在淋巴细胞正常迁移到的任何部位。与上皮细胞不同，淋巴细胞通常是在不断迁移的，所以不太可能确定淋巴瘤的原发部位，也不应使用适用于上皮肿瘤的 TNM 分期来进行淋巴瘤的分期。根据病理活检、全身症状、体格检查、实验室检查和影像学检查等结果做出的临床分期，以及在此基础上通过损伤性操作，如剖腹探查、骨髓活检做出的病理分期，都对治疗方案的选择和预后判断具有重要意义。

霍奇金淋巴瘤和非霍奇金淋巴瘤均考虑为全身性疾病，因此分期方法相同，都是根据淋巴瘤位于身体的部位及对淋巴结以外的器官、系统的累及等级而分为四期。每一期又根据有无全身症状再进一步分为 A、B 期。一般来说，具有全身症状则提示淋巴瘤累及性更高。下面将进一步介绍具体的分期。

局限期

Ⅰ期：累及单个淋巴结区（Ⅰ）或单一结外器官，不伴有淋巴结受累（ⅠE）。

Ⅱ期：累及 2 个或 2 个以上的淋巴结区，均位于横膈的一侧（Ⅱ），可伴有同侧淋巴结引流区域的局限性结外器官受累（ⅡE）（如甲状腺受累伴颈部淋巴结受累，或纵隔淋巴结受累直接延伸至肺脏受累）。

Ⅱ期伴有大包块者。

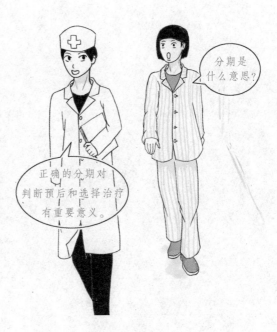

分期是什么意思？

正确的分期对判断预后和选择治疗有重要意义。

进展期

Ⅲ期:累及膈肌上下淋巴结区域,或累及膈上淋巴结+脾受累(ⅢS)。

Ⅳ期:累及淋巴结引流区域之外的结外器官。A:无全身症状;B:不明原因的发热,>38℃,连续 3 天以上,盗汗,在半年以内不明原因的体重下降 10%。

第三章 ◀▮▮

化疗

◼◼▶ 什么是化疗？

"化疗"是由 Paul Erlich(1854—1915)首先提出的。他用老鼠模型进行抗生素实验,随后使用老鼠进行药物抗肿瘤的动物模型实验。化疗的进一步发展是在第一次世界大战期间, 暴露在芥子气下的人们出现了淋巴结缩小及骨髓抑制的症状。当时有专家认为,芥子气可以杀死导致白血病和淋巴瘤的变异癌细胞。于是,芥子气就作为杀死白细胞及其他变异癌细胞的"良药"。21 世纪初,人类开始了"生命方舟计划",其目的就是为了抗衡癌症,化疗在这一过程中也进一步得到人类的重视。随后,在 1943 年,Gilman 和 Goodman 首先使用氮芥治疗淋巴瘤取得成功,从而揭开了现代药物治疗肿瘤的序幕。此后,20 世纪 50 年代氟尿嘧啶的问世和 60 年代环磷酰胺的合成,以及 70 年代顺铂和阿霉素投入临床使用都推动了化疗的发展。新药的不断涌现及细胞增殖力学理论指导下的联合化疗,使癌症有了根治的可能。

"化疗"其实就是指使用化学药物进行治疗。但是,人们通常将化疗特指肿瘤的化学药物治疗,即利用化学药物杀死肿瘤细胞、抑制肿瘤细胞的生长繁殖和促进肿瘤细胞分化的一种治疗方式。化疗是淋巴瘤最主要也是最有效的治疗方法。淋巴瘤是少数能通过化疗得到根治的疾病之一。故化疗在淋巴瘤的治疗中起着举足轻重的作用。

◼◼▶ 化疗药物有哪些？

目前, 化疗药物种类很多, 而且不断有新的化疗药物在研制生产中。大部分化疗药物是从天然产物中提取的,如植物、树木和海洋生物等。根据化疗药物的来源、化学结构和它们的作用机制,可以将抗癌药物分为烷化剂、抗代谢类、抗生素类、微管蛋白抑制剂、拓扑异构酶抑制剂和激素类等。烷化剂中最常用的药物有环磷酰胺、异环磷酰胺、苯丁酸氮芥和苯达莫司汀等。烷化剂可通过破坏细胞结构起到杀死癌细胞的作用。抗代谢类药物主要通过干扰核酸代谢而影响 DNA/RNA 和蛋白质分子的合成来发挥它的抗肿瘤效应。这类药物主要包括甲氨蝶呤、氟尿嘧啶和吉西他滨等。其中甲氨蝶呤抑制二氢叶酸还原酶，使得 DNA 形成必需的成分四氢叶酸生成障碍，这也就是为什么淋巴瘤患者使用大剂量甲氨蝶呤后要给予四氢叶酸解救的原因。抗生素类抗肿瘤药物最为人熟知的有阿霉素、表阿霉素和吡喃阿霉素等，以上药物也是我们常说的蒽环类药物，这类药物可以干扰 DNA 的转录和 mRNA 的生成，从而起到强力抗肿瘤作用。其他抗生素类还包括博来霉素和丝裂霉素等药物。微管蛋白抑制剂包括长春花类植物的生物碱，如长春碱、长春新碱和长春瑞滨等。以上药物可阻止微管的聚合，从而令细胞有丝分裂停止于中期，干扰细胞的增殖。此外，紫杉类药物，如紫杉醇和多西紫杉醇也属于微管蛋白抑制剂类药物，它们可促进微管双聚体的装配并阻止其多聚化，令肿瘤细胞的有丝分裂停止。第 5 类药物为拓扑异构酶抑制剂，其中伊立替康、拓扑替康是拓扑异构酶 I 的抑制剂，而依托泊苷则是拓扑异构酶 II 的抑制剂，都具有干扰 DNA 合成和复制的作用。此外，内分泌激素类，如雌激素和孕激素类药物，虽然不是我们通常所说的化疗药物，但是以上药物在治疗某些激素依赖性肿瘤，如乳腺癌和前列腺癌中起着很重要的作用。在淋巴瘤中，肾上腺皮质类激素，如地塞米松和泼尼松也是治疗淋巴瘤化疗方案中的药物之一，这类药物对肿瘤的治疗起到了重要的作用。

▌▶ 霍奇金淋巴瘤的化疗方案有哪些？

从 1943 年氮芥治疗淋巴瘤获得成功之后，淋巴瘤的化疗取得了极大的发展。在过去几十年的治疗过程中，大量临床工作者在循证医学的基础上，总结出了一些疗效确定的化疗方案，并已逐渐成为淋巴瘤治疗的重要手段之一。

治疗霍奇金淋巴瘤常用的化疗方案为 MOPP 方案。其是较早使用于霍奇金淋巴瘤的联合化疗方案，于 20 世纪 60 年代开始使用，取得了不错的效果，治愈率约为 50%。后来被多次证实，使用足量的药物可使

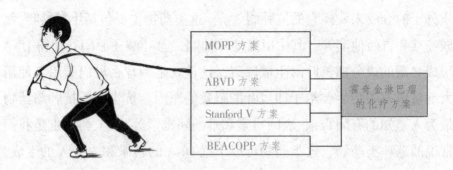

MOPP 方案

ABVD 方案

Stanford V 方案

BEACOPP 方案

霍奇金淋巴瘤
的化疗方案

肿瘤完全缓解率达到80%,总生存率高达50%~64%。虽然,MOPP方案在霍奇金淋巴瘤的治疗中取得了不错的效果,但是该方案有以下缺点:烷化剂的使用增加了急性白血病的发生风险,也使不育的风险升高,因此,在年轻患者中已经很少使用,加之治愈率局限在50%,所以被随后发现的ABVD方案超越。ABVD方案在20世纪70年代中期开始使用,随后被很多临床实践验证疗效优于MOPP方案,并且不良反应也较少。由于疗效佳且对生殖系统影响较小,该方案已经成为目前霍奇金淋巴瘤的一线化疗方案。ABVD方案完全缓解率为75%,对MOPP方案无效的患者使用ABVD仍能够取得75%~80%的缓解率。Stanford V方案是较强的化疗方案,疗效与其他方案相似,但是方案烦琐,且对骨髓、神经的毒性较大,不良反应也较重,通常此方案适用于有不良预后因素的晚期霍奇金淋巴瘤。BEACOPP方案也通常使用于有不良预后因素的晚期霍奇金淋巴瘤,在免疫靶向治疗时代,因其有不良反应的问题,BEACOPP逐渐淡出临床。目前,靶向CD30单抗维布妥昔单抗和PD-1单抗均已上市,并被批准用于复发难治性霍奇金淋巴瘤治疗。

▶ 非霍奇金淋巴瘤的化疗方案有哪些?

由于非霍奇金淋巴瘤的亚型较多,且不同的分型预后不同,故选择的治疗方案也不同。对于惰性淋巴瘤,目前可选用的化疗单药有烷化剂,如苯丁酸氮芥、环磷酰胺和苯达莫司汀等药物,有效后即停药观察。烷化剂对于进展期的慢性淋巴细胞性白血病(CLL)有肯定的效果,缺点是缓解率低，不能延长患者的生存期。氟达拉滨为核苷类似物中的一种，于20世纪80年代开始被应用于临床，用于初治慢性淋巴细胞白血病，患者的完全缓解率为38%，部分缓解率为60%，疗效优于既往其他药物。但是，如使用两个周期还未达部分缓解者，则提示预后不佳。氟达拉滨的主要不良反应是骨髓抑制和免疫抑制，使用该药的患者易并发各种致病菌感染，部分患者可并发自身免疫性溶血性贫血（AIHA）、免疫性血小板减少性紫癜（ITP）等，老年人使用氟达拉滨应更为慎重。治疗惰性淋巴瘤的联合用药方案有FC（氟达拉滨＋环磷酰胺）、FMD（氟达拉滨＋米托蒽醌＋地塞米松）、FN（氟达拉滨＋米托蒽醌）、CVP（环磷酰胺＋长春新碱＋泼尼松）和CHOP方案等。对于CD20阳性者，推荐化疗联合利妥昔单抗治疗，如来那度胺＋利妥昔单抗R2方案、苯丁酸氮芥＋利妥昔单抗、苯达莫司汀＋利妥昔单抗等。

▮▮▶ 弥漫性大 B 细胞淋巴瘤的化疗方案有哪些？

对于弥漫性大 B 细胞淋巴瘤的初治患者而言，推荐的一线化疗方案为 RCHOP（利妥昔单抗、环磷酰胺、阿霉素、长春新碱和泼尼松等），以及 RCHOP 14 天方案和 R-EPOCH 方案，以上方案由于都含有阿霉素，所以在化疗前应该对心功能进行评估。如果没有心功能不全的证据，可考虑使用以上方案，但由于一些心功能不全患者疾病具有隐匿性，故在使用以上方案时，仍需密切观察阿霉素的用量和毒性。由于阿霉素累积量超过 $550mg/m^2$，心肌病发生率将高达 11%，因此阿霉素的累积量应为 $450 \sim 550mg/m^2$。而如果与长春新碱、博来霉素和环磷酰胺联用或纵隔区域接受过放疗，则阿霉素的累积量则应减至 $300 \sim 450mg/m^2$。而吡喃阿霉素的急性心肌毒性低于阿霉素，建议累积量为 $1000mg/m^2$。铂类药物，如卡铂、顺铂或奥沙利铂也有一定疗效。含铂类的方案，如 DHAP（顺铂、阿糖胞苷和地塞米松等）、DICE（顺铂、异环磷酰胺、依托泊苷和地塞米松等），可用于弥漫性大 B 细胞淋巴瘤的二线治疗。除此之外，还有 ESHAP（依托泊苷、甲泼尼龙、高剂量阿糖胞苷和顺铂等)方案、GDP(吉西他滨、顺铂和地塞米松等)方案和ICE(异环磷酰胺、卡铂和依托泊苷等)方案等,也是弥漫性大B细胞淋巴瘤的二线化疗方案。

▐▶ 高度侵袭性淋巴瘤的化疗方案有哪些?

高度侵袭性淋巴瘤包括伯基特淋巴瘤、前驱B/T淋巴母细胞性淋巴瘤和NK/T细胞淋巴瘤等。CHOP方案对此型淋巴瘤效果欠佳,故并不是其一线化疗方案。对于低危的伯基特淋巴瘤推荐的联合化疗方案为CODOX-M及Hyper CVAD方案(高剂量CHOP联合高剂量甲氨蝶呤及阿糖胞苷)。淋巴母细胞性淋巴瘤患者的治疗则推荐选用CALGB ALL方案、阿糖胞苷联合大剂量米托蒽醌和Hyper CVAD方案等。对于T细胞淋巴瘤,各种方案效果欠佳,故推荐使用强烈化疗,如CHOP、E-POCH、Hyper CVAD/MTX-Ara-C方案,二线治疗方案包括DHAP、ES-HAP、ICE和MINE(异环磷酰胺、米托蒽醌和依托泊苷)等。在二线治疗中,也可选择部分姑息性治疗方案,如GDP。在以上化疗方案使用过程中,应注意水化、碱化,防止肾衰竭的发生。

▐▶ 霍奇金淋巴瘤的化疗原则是什么?

霍奇金淋巴瘤是一种可以治愈的恶性肿瘤,80%的患者通过治疗可以获得长期无病生存。治疗原则是放疗和化疗相结合的综合治疗,选择何种治疗方式与疾病的分期、患者的一般情况,以及有无不良预后因素密切相关。

对于早期预后好的霍奇金淋巴瘤患者,也就是ⅠA、ⅡA期无大肿块者可选择短疗程的ABVD方案,一般治疗疗程为2~4个疗程,并联合病灶局部的放疗。如果患者化疗4个周期后已达到完全缓解且不能进行放疗,则需要再增加2个疗程的化疗。早期预后不良的霍奇金淋巴瘤,如Ⅰ~Ⅱ期有大肿块的患者,4~6个周期ABVD方案联合病灶局部的30Gy的放疗方案是标准治疗方案,但采用此方案仍有5%左右的患者病情不能得到有效控制,15%的患者会出现5年内复发。因此,目前认为,此类型淋巴瘤可采用更强的化疗方案,如BEACOPP方案。对于ⅡB期无大肿块者,推荐的一线化疗方案为ABVD方案治疗6~8个疗程,也可以选择BEACOPP和Stanford V等方案治疗。

对于Ⅲ~Ⅳ期患者和ⅡB期有大肿块者,应进行以化疗为主的综合治疗。通常选择ABVD方案化疗6~8个疗程后,再进行放疗。对于晚期患者,也可选用大剂量化疗+造血干细胞移植作为一线治疗来提高疗效。

▮▶ 非霍奇金淋巴瘤的化疗原则是什么?

非霍奇金淋巴瘤的治疗选择与肿瘤的病理类型和病期有密切的关系。一般情况下,对于Ⅰ、Ⅱ期低度恶性非霍奇金淋巴瘤患者多采用放疗联合化疗;对于Ⅲ~Ⅳ期患者多以化疗为主,配合放疗。

(1)惰性淋巴瘤的治疗原则。惰性淋巴瘤病变进展缓慢,自然病程较其他类型淋巴瘤长,对化疗不够敏感。对于Ⅰ、Ⅱ期患者,可采用局部放疗+化疗,对于诊断时无临床症状、肿块小且疾病无明显症状的早期患者,可以选用密切观察的治疗方案。对于Ⅲ~Ⅳ期患者,可先采用密切观察的治疗方案,待肿块的病理性质向侵袭性淋巴瘤转化时,立即给予常规化疗。对于惰性淋巴瘤,多选择多药联合化疗方案,如4~6个疗程的CD20单抗联合CVP、CHOP、来那度胺、苯丁酸氮芥、苯达莫司汀或含氟达拉滨的化疗方案;无化疗适应证但不愿等待观望的患者,可给予抗CD20单克隆抗体治疗,这样可以提高反应率和完全缓解率。化疗4~6个疗程后,根据病情考虑是否加局部放疗。治疗结束后,进行PET/CT检查,如果病情完全缓解,则停止治疗,待观察后再考虑下一步方案;如病情未完全缓解,则选择难治性复发者的治疗方案。

(2)侵袭性淋巴瘤的化疗原则。侵袭性淋巴瘤包括弥漫性大B细胞淋巴瘤、T/NK细胞淋巴瘤和伯基特淋巴瘤等。这种类型的淋巴瘤病情发展迅速,如果不及时进行治疗,生存期较短。但经过积极治疗,则有可能治愈。对于初治的早期患者（Ⅰ、Ⅱ期），目前认为，化疗联合病变局部放疗是标准的治疗方案。因为淋巴瘤的病理类型不同，所以选择的化疗方案也不相同。例如，弥漫性大 B 细胞淋巴瘤的一线化疗方案为 RCHOP 方案联合放疗。然而，如果是伴有危险因素的患者，则可选择加强 CHOP 方案，或其他二线方案，如 m-BACOD 和 MACOP-B 等方案联合放疗。

▶ CR、PR、SD 和 PD 分别代表什么意思？

在判断化疗疗效时，可能大家经常会听到医生提及医学专业词语，如 CR、PR、SD 和 PD 等。在这里，我们对这些词语做一解释：CR 为完全缓解，PR 为部分缓解，SD 为病情稳定，PD 为疾病进展。

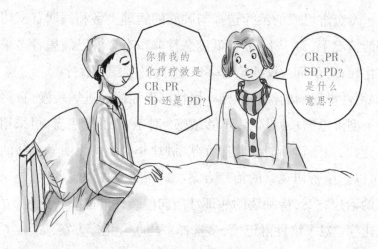

▶ 淋巴瘤的化疗有哪些局限性？

化疗的局限性是由化疗药物的非特异性的细胞毒性所造成的，换言之，其是一种"敌我难分，玉石俱焚"的治疗方式。因此，化疗不可避免地会对一些同样分化、繁殖较快的正常细胞有所损伤，造成各种不良反应。例如，损伤生成头发的毛囊细胞，导致脱发；损伤骨髓内的造血细胞，导致白细胞、血小板数量下降；损伤肠道的黏膜细胞，导致恶心呕吐。这些不良反应不仅影响患者的生活质量，还会造成治疗计划中断，对淋巴瘤患者的治疗和康复都极为不利。

▌▶ 淋巴瘤化疗的给药方式有哪些？

淋巴瘤化疗常用的给药方式有口服给药、皮下注射、肌内注射、静脉注射及鞘内注射等。其中以静脉注射为首选。有些药物给药时，需要按一定的浓度比例来配置，如异环磷酰胺。还有一些药物需要持续静脉泵入，如大剂量甲氨蝶呤治疗。有时，数种药物一齐给药时，还需要混合静滴，如执行 CHOP 方案时。具体而言，博来霉素和培门冬酶的给药方式为肌内注射，淋巴瘤化疗方案中的皮质类激素给药方式则为口服给药。除此之外，6- 硫基嘌呤的给药方式也是口服给药。鞘内注射是淋巴瘤治疗中另一个常用的给药方式，所使用的药物通常有甲氨蝶呤和阿糖胞苷等。

▌▶ 化疗期间的注意事项有哪些？

在化疗期间需要注意以下事项：若食欲减退、恶心和呕吐时，要注意饮食调节，多食高营养、易消化的食物，禁食油腻及刺激性食物。另外，腹泻时，应注意补充水分。进食少者，可通过静脉补充营养。若有口腔溃疡，应每日用过氧化氢清洗口腔溃疡处，再用生理盐水含漱，最后将复合维生素 B 溶液外喷溃疡处，这样可以有愈合效果。若使用对黏膜刺激性较大的药物时，要保持口腔清洁，预防口腔感染。化疗期间，需要注意的是要多饮水，以促进化疗药物的排泄。同时，因为化疗药物可能会引起乏力，所以化疗期间避免剧烈运动，并尽量多休息。另外，也要注意保持心情平静，保证充足的睡眠。由于化疗期间免疫功能受到抑制，抵抗力不断下降，需注意及时添加衣物及保暖，避免感冒的发生。值得一提的是，对于合并有其他慢性病的患者，化疗期间需要注意对原有疾病的治疗，这是因为化疗可能会引起心功能不全和血糖升高等不良反应。

▌▶ 孕妇能接受化疗吗？其对胎儿会有什么影响吗？

患有淋巴瘤的孕妇能否接受化疗，以及化疗对胎儿有什么影响，一直以来都是大家比较关心的问题。对患有淋巴瘤的孕妇进行治疗,应考虑淋巴瘤分型、淋巴瘤分期、孕期、胎次和孕期危险程度等多方面因素来选择恰当的治疗方案。

几乎所有抗肿瘤药物在动物模型实验中都有致畸作用。在孕期前3个月的患者接受化疗会极大地增加自发性流产、胎儿死亡及畸形等风险。畸形的发生与暴露的孕龄有关:怀孕的第2~8周,是器官形成阶段,此阶段胚胎受损后会造成胎儿死亡或严重畸形。在器官形成期后,其他一些器官包括眼睛、生殖器、造血系统及中枢神经系统仍持续对化疗敏感。这种敏感性在整个孕期持续,但是,到14~16周时,胎儿严重畸形及智力障碍的风险会大幅下降。第一孕期接受化疗的患者,其化疗相关致畸率为10%~20%。单药化疗致畸率低于多药联合。抗代谢类药物,如甲氨蝶呤,对于孕期前3个月的胎儿(第一孕程)流产及致畸风险极高,应避免使用。

在孕期中晚期(第二、三孕程),化疗致畸的风险较小,但是死胎或新生儿死亡、胎儿宫内发育迟缓及早产、低体重儿的发生风险增加。这些并发症的发生可能是由神经发育损害、心血管危险因素增加及肾功能不全等化疗的长期不良反应所致。目前,研究结果显示,即便会导致以上不良后果的风险升高,但对于中晚期妊娠患者而言,接受化疗利大于弊。

是否在孕期使用化疗,应该根据延迟化疗对孕妇生存期影响大小来权衡。如果情况允许,应将化疗时间尽量延迟至妊娠满3个月后进行。如果治疗不能推迟,由于化疗或放疗任何一种治疗手段在此期间实施都有可能造成自然流产、先天畸形及未能预测的远期影响,并且增加母体出血和易感染的风险,因此,最保守的治疗是先行治疗性人工流产,再进行抗肿瘤治疗。

第四章 ◀❚❚

生物治疗

▓▶ 什么是生物治疗？

生物治疗是多种治疗策略和治疗手段的总称,是继手术、放疗和化疗后的有效辅助疗法,又被称为"第四类癌症治疗方法"。

与传统的治疗方法不同,生物治疗主要是调动人体自身的抗癌能力,恢复机体内环境的平衡,相当于中医中的"扶正培本,调和阴阳"。免疫疗法和基因疗法均属于生物治疗。目前,临床上应用较多的是免疫疗法。

▓▶ 生物治疗的作用主要有哪些？

传统化疗、放疗可迅速清除肿瘤细胞,使部分恶性肿瘤患者获得治愈。但在临床实践中,肿瘤对传统的化疗和放疗不敏感,致使微小病灶残留仍是函待解决的难题之一。生物治疗能通过免疫机制减少肿瘤负荷,并持久清除体内少量残留肿瘤细胞,甚至可以达到分子缓解。例如,直接作用于肿瘤的靶向药物,通过调动患者免疫系统而参与抑制或破坏肿瘤细胞生长等。生物治疗可在放疗、化疗基础上进一步提高疗效,减少复发,为恶性肿瘤治疗提供新平台。

临床上淋巴瘤的治疗方法有化疗、放疗、手术及中医治疗,最主要的是化疗及放疗。但是,鉴于化疗、放疗对人体的不良反应,对于转移范围广、身体功能弱、已经难以耐受化疗的淋巴瘤患者,可用生物治疗。虽然生物治疗的短期效果没有化疗明显,但其远期效果好,在减轻患者痛苦、改善生活质量和延长生存周期方面有明确的作用。

生物治疗可使免疫缺陷患者恢复免疫力,防治因手术、放疗或化疗引起的免疫抑制,诱导和加强潜在的特异性肿瘤免疫,对某些患者的免疫反应进行调整。

▓▶ 淋巴瘤的生物治疗有什么特殊性？

与化疗相比,生物治疗具有自身的特殊性,主要表现在:①以现代分子生物学、细胞生物学和分子免疫学等前沿学科为基础,治疗具有高度的选择性,还可以"个体化"治疗;②生物治疗为非细胞毒性,生物治疗制剂的剂量、生物学效应和临床疗效与毒性不存在正相关关系,不良反应轻,对正常造血、免疫和主要器官功能大都没有负面影响和明显毒性;③其单独应用对肿瘤有确切疗效,而与其他治疗手段同时或序贯应用,可起到增效的作用。

▶▶ 生物治疗手段有哪些?

常用的生物治疗手段有:①单克隆抗体;②放射免疫疗法;③疫苗;④细胞免疫治疗;⑤分子靶向治疗;⑥细胞因子等。

▶▶ 什么是单克隆抗体?

单克隆抗体是由单一杂交瘤细胞克隆分泌的一种高纯度抗体,可以识别细胞表面特定的目标。每种单克隆抗体只识别一种表位(抗原)。单克隆抗体可以用于单一疗法,也可与化疗联合治疗。单克隆抗体可以使肿瘤细胞更加敏感,从而提高化疗效果。

▶▶ 什么是放射免疫治疗?

放射免疫治疗是指将高能放射性核素与单克隆抗体相连接后应用于肿瘤治疗。标志了大量高能核素的抗肿瘤单抗与肿瘤细胞结合后,可以通过辐射损伤杀死靶细胞及其周围的肿瘤细胞。用于与抗肿瘤单克隆抗体交联的放射性核素主要有 ^{131}I、^{125}I、^{90}Y 和 ^{111}In 等。

▶▶ 疫苗包括哪些,各有什么作用?

目前,疫苗有以下 3 种,分别有不同作用。

(1)独特型蛋白疫苗。该疫苗能够特异性地调动患者的免疫系统,使其杀伤肿瘤细胞,提高传统化疗的疗效。有相关研究显示,独特型蛋白疫苗可显著延长滤泡性淋巴瘤患者的无病生存期,而且疫苗的耐受性良好。主要不良反应为局部皮肤出现红斑及局部皮肤出现硬化,未出现严重的不良反应,具有良好的安全性及耐受性。

(2)DNA 疫苗。该疫苗制备简单,目前临床试验结果显示了其技术的可行性及安全性,但仍需进一步研究来提高其疗效。

(3)树突状细胞(DC)疫苗。从外周血中分离出 DC,再将 DC 与抗原共培养作为细胞疫苗,再输入体内,激发机体产生特异性抗肿瘤免疫应答。目前,虽然 DC 疫苗尚处于临床试验阶段,但是初步研究提示 DC 疫苗将会是一种有实用前景的抗肿瘤疫苗。

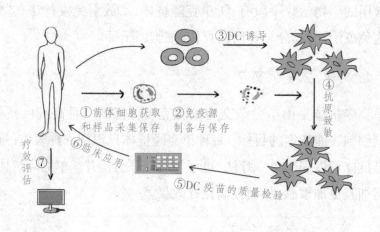

① 前体细胞获取和样品采集保存　② 免疫源制备与保存　③ DC 诱导　④ 抗原致敏　⑤ DC 疫苗的质量检验　⑥ 临床应用　⑦ 疗效评估

▮▶ 细胞免疫疗法的作用是什么？其包括哪些？

(1)细胞免疫疗法的作用:细胞免疫疗法具有可清除微小残留病灶、清除血液或淋巴循环中游离的癌细胞、增强机体自身免疫调节能力和修复人体细胞的作用,所以可用于多种肿瘤的不同阶段治疗。

(2)细胞免疫疗法有以下几种:①淋巴因子激活的杀伤性(LAK)细胞输注治疗。目前研究显示,淋巴因子激活的杀伤性(LAK)细胞输注治疗联合 IL-2 治疗非霍奇金淋巴瘤疗效有限,提示其杀伤力有限,尚需改进及随机研究。②细胞因子诱导杀伤性(CIK)细胞输注治疗。细胞因子诱导杀伤性(CIK)细胞输注治疗具有增殖快、杀瘤活性高、非 MHC 限制的优势,已成为临床广泛开展的细胞治疗方法。相关研究结果提示,其对高危套细胞淋巴瘤患者 autoSCT 后微小残留病灶有抑制作用。③异基因 EBV 细胞毒性 T 淋巴细胞(CTL)过继性免疫治疗。异基因 EBV 细胞毒性 T 淋巴细胞(CTL)可主动穿过微血管壁而到达隐蔽的肿瘤细胞集落，识别靶抗原后完成自我复制，通过系列细胞毒性效应机制杀死肿瘤，具有极强的细胞毒作用。异基因 EBV-CTL 过继性免疫治疗是治疗复发性、难治性 EBV 阳性的霍奇金淋巴瘤的一种安全、有效、有前景的治疗措施。④嵌合抗原受体 T 细胞疗法(CART)。近几年的临床研究结果发现，CART 对 B 细胞淋巴瘤和白血病有显著的疗效，可使弥漫大 B 细胞淋巴瘤患者的完全缓解率达 43%，使滤泡性淋巴瘤患者的缓解率达 71%。但是，CART 治疗引起的细胞因子释放综合征、神经毒性和脱靶效应等问题值得关注。

▐▶ 什么是淋巴瘤的分子靶向治疗？靶向药物包括哪些？

淋巴瘤的分子靶向治疗是生物治疗的一种，其是在细胞分子水平上，针对已经明确的致癌位点来设计相应的治疗药物。当药物进入人体内，会特异地选择致癌位点进行结合并发生作用，使肿瘤细胞特异性死亡，而不会波及肿瘤周围的正常组织细胞，所以分子靶向治疗又被称为"生物导弹"。

随着对淋巴瘤生物行为认识的深入，目前已研发了多种靶向药物，相关的临床研究也显示了靶向药物对大多数亚型淋巴瘤患者的临床疗效有所提高。然而，关于这些药物的具体作用机制及其在人体内发挥的效果仍需进一步的研究，相关不良反应也不能忽视。目前已批准上市的药物有硼替佐米、伏立诺他、帕比司他和 MGCDO103 等。

▐▶ 干扰素如何分类？其作用是什么？

(1)根据其来源，干扰素可分类为 IFN-α、IFN-β 和 IFN-γ 等。目前，临床上应用的主要是 IFN-α。根据半衰期，干扰素还可分为普通干扰素和长效干扰素。普通干扰素的半衰期只有 4 小时，而长效干扰素的半衰期可达 40 小时。长效干扰素又称为聚乙二醇化干扰素，其可减少给药频率及不良反应。

（2）干扰素的作用有免疫调节作用、抗细胞增殖作用、抗肿瘤作用和抗病毒作用等。在惰性淋巴瘤治疗中，干扰素可显示出一定的疗效，然而，会发生完全缓解率低的情况，缓解持续时间也较短。在滤泡淋巴瘤治疗中，接受化疗的患者加上剂量相对较高的干扰素治疗，可有明显的生存获益。

目前，干扰素维持治疗能否获益仍需进一步研究。干扰素不良反应也会限制部分患者完成维持治疗。最常见的不良反应有疲劳、头痛、贫血、中性粒细胞减少和血小板减少等。

▮▮▶ 生物治疗的前景如何？

近年来，癌症的发生率越来越高，肿瘤防治任重而道远。经过长时间的努力，人们在单抗、放射免疫、肿瘤疫苗、淋巴瘤的分子靶向治疗和细胞因子等多个领域已经取得了令人鼓舞的成绩。目前，调动宿主的防御机制或借助生物制剂的作用，以调节机体的生物学反应，从而抑制或阻止肿瘤生长的生物免疫疗法，已成为肿瘤综合治疗的第四种模式。然而，如何阻止肿瘤细胞免疫逃逸，如何将肿瘤生物免疫治疗与传统治疗序贯结合，仍然需要我们不断探究和深思。

第五章

放疗

▶▶ 什么是放疗？

放疗是用各种不同能量的射线照射肿瘤，来达到抑制和杀灭肿瘤细胞的一种治疗方法。放疗可单独使用，也可与手术、化疗等配合使用，从而作为淋巴瘤综合治疗的一部分，以提高淋巴瘤的治愈率。

放疗属于局部治疗，它既有类似手术直接摧毁肿瘤组织的作用，又能避免手术带来的组织缺损、畸形或残疾等痛苦，它不用开刀就可对较深部位的肿瘤病灶进行局部治疗。有时肿瘤已向周围蔓延或转移到远处，手术难以切除干净，则可用放疗来代替手术，可见放疗在许多方面发挥着自己独特的优势。

在开始放疗前，患者必须找专业的放疗科医生进行咨询，以确定是否具备放疗的适应证及进行放疗时的安全性。放疗科医生会根据患者的病史、体征及实验室检查来确定患者能否进行放疗，并借助 CT、MR、PET/CT 的检查结果，确定需要放疗的部位。患者可以通过咨询了解到疾病从放疗中的获益、放疗的副作用、治疗持续的时间和费用等方面的情况。

▶▶ 哪些淋巴瘤患者需要接受放疗？

尽管大多数淋巴瘤患者以全身化疗、免疫和靶向治疗为主，但在少数淋巴瘤患者中，放疗仍然可以起到重要作用。需要接受放疗的淋巴瘤患者为：

(1)对放疗敏感的霍奇金淋巴瘤患者。对于一部分病灶非常局限的早期霍奇金淋巴瘤患者而言，仅仅接受放疗就可达到很好的治疗效果。对于处于疾病早期，但是肿瘤肿块比较大，或经过化疗后仍有残留病灶的患者，应考虑在化疗后进行局部病灶的放疗。对于疾病比较广泛的晚期霍奇金淋巴瘤患者，化疗是治疗的主要手段，而放疗则作为补充治疗，如对化疗后肿瘤残存的区域进行放疗，或对化疗前有大肿块的区域进行放疗。

（2）对放疗敏感或比较敏感的大多数非霍奇金淋巴瘤患者。由于非霍奇金淋巴瘤多属于全身性疾病，因此单纯区域放疗后的复发率及远处转移率都较高，大多数患者仍然是以全身性的治疗为主（化疗、免疫治疗和靶向治疗等），而将放疗作为一种辅助治疗手段。在以下几种淋巴瘤患者中，放疗可作为主要治疗手段：早期（Ⅰ～Ⅱ期）鼻腔 NK/T 细胞淋巴瘤、早期低级别滤泡淋巴瘤（Ⅰ～Ⅱ期的 1~2 级滤泡淋巴瘤）、Ⅰ～Ⅱ期的小淋巴细胞淋巴瘤和Ⅰ～Ⅱ期结外黏膜相关淋巴组织淋巴瘤。在某些特殊情况下，如对于患者由巨大肿块的压迫而引发的严重症状，也可以先行放疗来缓解。若治疗前病灶直径 > 10cm 或化疗后仍有残留病灶，可在化疗后行局部放疗。当患者体弱不能常规予以化疗时，亦可选用放疗。

总之，对于淋巴瘤患者是否需要接受放疗，一定要咨询专业的淋巴瘤医生和放疗科医生，由他们结合患者的病史、临床症状和体征做出相应的判断。

▶ 放疗引起患者厌食、恶心和呕吐，怎么办？

厌食、恶心和呕吐是肿瘤放疗时常见的不良反应，大多数是由放疗引起的胃肠功能紊乱造成的。也有的是因为脑干受到照射或放疗野太大，加上患者精神紧张、忧虑、疼痛等加重了这些反应。防治的方法如下：患者应注意卧床休息，多饮水，以利于代谢产物的排泄。应精心烹调食物，少食多餐，吃易消化的食物，不要吃过甜、辛辣、油腻和气味不正的食物，可吃咸味的点心和食物。对于较重的情况，应向医生寻求帮助，医生可通过相关药物帮助患者减轻症状。如果上述症状严重且一般处理效果不好时，可考虑输液以补充营养物质或停止放疗。

▶ 放疗对血象有何影响？

血象反应为全身反应表现之一，可表现为白细胞、血红蛋白和血小板减少等。单纯放疗一般不易引起明显的血象下降。反应程度主要与放射的剂量大小、照射体积和照射部位有关,也与患者的全身情况及个体耐受差异,以及是否应用过或同时应用化疗药物等因素有关。血象下降产生的原因可能是放疗对骨髓的造血功能造成损伤。因此,放疗期间,患者应至少每周检查一次血常规,若白细胞<3.0×10^9/L,应暂停放疗。放疗中,应加强饮食营养,促进造血功能,减轻放射线对骨髓的损害。食物宜高维生素、高蛋白。对于轻微血象降低者,可不做处理或对症处理;较重者应及时治疗,可以使用药物升高白细胞、血小板;严重者需要输血治疗。白细胞下降明显者,其抵抗力也明显下降,易合并细菌、病毒感染,应注意预防。对于有血小板减少者,应注意有无出血现象,并防止各种损伤,预防出血的发生。发生出血时,应积极应用止血药物,但很少需要暂停放疗。个别血象下降严重者,应停止放疗,及时纠正。

▐▶ 如何正确对待放疗引起的发热?

在放疗过程中,发热的情况时有发生,主要原因如下:放疗本身造成的组织损伤,尤其是肿瘤组织坏死可引起低热;放疗不良反应引起的血象下降、免疫功能减退,也易合并病毒或细菌感染而引起发热;同时使用化疗或其他药物,也可造成发热。因此,在放疗期间,患者出现发热时,应首先明确原因,以便正确处理。发热后,可视程度不同采取相应处理措施。对于<38℃的发热,可不用退热药物,主要措施包括多饮温开水,注意休息,促其排汗、排尿,一般体温大多能恢复正常。如体温>38℃,应及时就医,待进一步明确发热原因后,再做相应处理。如应用抗生素控制细菌感染或应用抗病毒药物控制病毒感染,可适当调整原来的放疗方案。如体温持续升高达38.5℃以上,应暂停放疗。

▐▶ 如何处理放疗引起的皮肤损伤?

放疗引起的皮肤损伤是放疗中和放疗后经常遇到的问题,好发于颈部、腋下和腹股沟等皮肤薄嫩和多皱褶的部位。其发生除了与局部皮肤的解剖结构有关外,还与照射总剂量、分割剂量、总疗程时间、射线种类、外界气候条件和患者的自我保护等因素有关。轻度皮肤损伤可表现为局部红斑、皮肤烧灼或刺痒、永久浅褐色斑;较重者可表现为照射部位湿疹、水疱,甚至糜烂、破溃。

对于放疗引起的皮肤损伤,应保持照射野皮肤的清洁、干燥,防止感染,局部皮肤避免刺激。根据皮肤出现的不同反应给予相应的外用药物治疗,以起到抗感染,消除炎症、水肿,加速病损组织修复的作用。对于皮肤破溃同时合并的细菌感染,若较轻、较局限,可外用抗炎药膏。当感染较重时,可肌内注射抗炎药物。总之,照射区皮肤的破溃流水为正常的放疗反应,只要患者与医生通力合作,接受合理的治疗,放疗引起的皮肤损伤是可以治愈的。

▶▶ 如何处理放疗引起的口干和口腔黏膜反应?

严重口干和口腔黏膜反应是接受口咽、头颈放疗患者最常遇到的不良反应之一。正常人的唾液由腮腺、颌下腺、舌下腺,尤其是腮腺分泌,以保持口腔湿润,帮助消化食物,而患者在接受头颈部放疗时,上述腺体大都在放射野内。在接受了高剂量的放疗后,正常腺体的腺细胞不能分泌足够的唾液,一时唾液变得少而黏稠,因此导致患者会觉得口干。目前,虽然还没有很好的方法可以使唾液分泌功能恢复正常,但以下的办法可以使症状减轻。在治疗过程中,患者应少量并多次饮水,多吃一些富含维生素的食物和水果;少吃辛辣食品及"补药"(如人参等),忌烟酒;注意口腔卫生,多漱口;配合中医治疗。

黏膜反应轻度的患者表现为口腔黏膜红肿、红斑和充血,分泌物减少;口干,口腔轻度疼痛,轻度影响进食。这时应注意保持口腔清洁,饭后用软毛刷及双氟牙膏刷牙,应进软食,勿食过冷、过硬和过热的食物,禁辛辣刺激性食物,戒烟酒。

黏膜反应中度的患者表现为口咽部明显充血、水肿,斑点状白膜、溃疡形成,有明显疼痛,进食困难。这时应根据患者口腔的 pH 值选择适宜的漱口液,并且口腔喷药,以保护口腔黏膜,消炎止痛,促进溃疡愈合。

同时,鼓励患者大胆进食高蛋白、高维生素且易消化的食物。

黏膜反应重度的患者表现为口腔黏膜极度充血、糜烂、出血,融合成白膜,溃疡加重,并有脓性分泌物,伴有剧痛感,不能进食,并偶有发热。这时需暂停放疗,加强口腔护理,清除脓性分泌物,勤漱口。为防止霉菌、真菌感染,加服抗真菌药物,静脉应用抗生素,补充高营养液,如氨基酸、白蛋白等。

▐▌▶ 放疗时,患者为什么会脱发?

脱发常发生于头颈部放疗的患者。放疗使用的高能射线的穿透能力很强,而人的头颅大小有限,所以射线完全可以穿透。只要头颈部照射野内有射线通过的路径上有头发,那么射线对头发毛囊的生长都会有影响,达到一定剂量后,就会引起脱发。放疗引起脱发后,头发还会再长出来,只不过每个人头发长出来的时间长短不同。

▐▌▶ 如何正确对待放疗引起的肺损伤?

对肺部浸润的淋巴瘤进行大面积照射及非预防性照射时,容易导致明显的肺损伤。这种反应通常出现在分次或单次剂量照射后的 1~3 个月。如曾使用化疗药物(阿霉素、博来霉素和干扰素等)和在全身照射或骨髓移植前进行诱导化疗,则放射反应可在放疗期间发生。

放射性肺损伤可以表现为放射性肺炎。轻者无症状,炎症可自行消失,重者可发生肺纤维化,导致呼吸困难。近年来,随着三维适形放疗、调强放疗等精确放疗手段在临床的广泛应用,正常肺组织所受到的照射体积和剂量都会受到严格控制。此外,适当地预防用药及放射性肺炎后的相关药物治疗,可以将损伤控制在最小范围。

▐▌▶ 放疗引起的其他不良反应有哪些?

放疗引起的其他不良反应有以下几种:

(1)生殖功能损害:对卵巢和睾丸的低剂量照射可引起永久性不育。

46

（2）骨骼在接受一定量射线照射后，容易发生骨质疏松，当受到外力时，会发生骨折。另外，正在生长发育阶段的骨组织对射线非常敏感，小剂量的射线就会使其生长受到抑制，以致发育停止，造成畸形。

（3）脑能耐受中等剂量的射线，但是一旦使用大剂量射线，则会引起脑萎缩、脑坏死。

（4）脊髓对射线有一定的耐受性，但超越耐受剂量便会发生放射性脊髓炎，轻者可出现感觉与运动障碍，重者可出现偏瘫、截瘫。

（5）放射性膀胱炎可表现为尿血、尿频，严重者膀胱挛缩，膀胱排尿无力，患者需导尿或做手术。

（6）放射性肾炎可继发肾性高血压、心脏病和心力衰竭等。

▍▶ 在接受放疗时，患者应注意什么问题？

放疗前，患者应自觉戒除烟酒，以减轻放疗过程中射线所致的正常组织损伤，如咽喉糜烂和口腔溃疡等。另外，其可避免烟酒刺激造成的肿瘤复发或产生第二原发性肿瘤。在对患者口腔进行放疗时，放疗前应请口腔科医生对其进行全面检查。必要时，治疗口腔内病灶，以控制口腔内感染灶，拔除残留牙齿断根和修补龋齿等。对于行拔牙术者，至少在术后两个星期，方可考虑进行放疗。

在放疗中和放疗后，射线会导致唾液腺功能降低、唾液分泌减少和牙齿自我保护功能下降等。患者不仅有口干不适，而且口腔内易发生感染，并出现放射性龋齿。因此，患者应多注

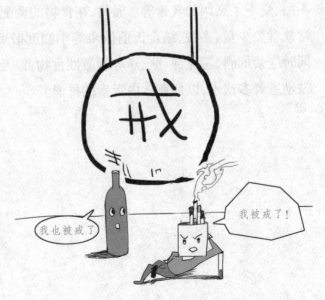

我也被戒了

我被戒了！

意口腔卫生,饭后要漱口和刷牙。放疗后两年内应尽量避免拔牙,以避免手术创伤所致放射性骨坏死的发生。

在放疗中和放疗后,还应保持生活规律性,保证充足睡眠,可减轻放疗反应,避免上呼吸道感染所致黏膜下毛细血管的扩张,以及鼻咽、鼻腔等部位的大出血。在春秋干燥季节,鼻腔内可滴用薄荷、液状石蜡等以保护局部黏膜。部分头颈部放疗的患者,可出现颞颌关节强直及周围肌肉挛缩、张口困难等放射损伤。因此,放疗结束后,患者平时可做些张口和闭口的功能训练,防止咀嚼肌及周围组织的纤维化。

▉▶ 放疗患者的饮食应注意哪些?

放疗患者常因射线的损害而出现厌食、恶心、呕吐等不良反应,应针对患者的具体情况,加强营养,如鼓励多吃富含维生素 A 的蔬菜,多食牛奶、鱼肝油、鸡蛋和其他高蛋白、易消化的食物,以利于机体修复损伤的组织。重要的是,不要让患者在接受放疗期间有体重明显下降的现象发生。选择清淡可口、易于消化、富有营养的食物,高蛋白、高维生素的食物最佳。食欲好,进食多,对放疗副作用的克服有益。

在放疗期间,有些患者还伴有嗅觉和味觉的改变,如口发苦、吃糖不甜、受不了烹调的气味等。因此,在食物的调配上要注意色、香、味,日常饮食要少量、多餐,结合饭前散步等小幅度锻炼,帮助患者增进食欲。同时应禁烟酒,避免辣、煎、炸等刺激性食物,以及过硬食物。同时,还要鼓励患者多饮水,以加速体内毒素的排泄。

第六章

造血干细胞移植

▶ 什么是造血干细胞移植？

造血干细胞是具有高度自我更新能力并具有多向分化潜能的细胞群，是所有血细胞最原始的起源细胞，其存在于造血组织和骨髓、动员的外周血液及胎儿脐带血中。患者在放疗、化疗后输注健康的造血干细胞替代病态的或已经衰竭的骨髓，达到重建受者造血和免疫系统的治疗方法，称为"造血干细胞移植"。造血干细胞移植可用于治疗多种恶性和非恶性疾病，异基因造血干细胞移植对某些血液病甚至是唯一的根治性治疗方法。尽管造血干细胞移植本身也有治疗相关毒性、移植物植入不良、感染、复发和移植物抗宿主病等移植相关的并发症，但相关技术的不断改善使造血干细胞移植的疗效有一定提高。

人类造血干细胞移植依据供者来源的不同可分为同种（人与人）异基因、同基因和自体造血干细胞移植3种。造血干细胞移植可依据采用移植物来源的不同分为自体骨髓移植、外周血造血干细胞移植和脐带血移植3种。

▶ 为什么要用干细胞移植治疗淋巴瘤？

首先，造血干细胞移植成功用于治疗淋巴瘤使患者在干细胞的支持下接受更大剂量的化疗成为可能。大剂量化疗有可能使侵袭性淋巴瘤获得治愈，使惰性淋巴瘤在常规化疗后复发的时间延长。由于异基因造血干细胞移植是使用正常供者的造血干细胞，因此理论上淋巴瘤复发的概率可能更低。其次，对于某些类型的淋巴瘤，供者免疫系统可以监控并杀伤淋巴瘤细胞。基于这个原因，异基因移植有治愈惰性淋巴瘤和霍奇金淋巴瘤的潜在能力。这种效应被称为"移植物抗淋巴瘤效应（GVL）"。但是，相反的是，来源于供者的类似免疫细胞同样可产生移植物抗宿主反应（GVHD）。在这种情况下，供者免疫细胞会攻击受者的特定脏器。通常，在有效药物治疗下，GVHD可以得到控制，但也有可能失控而导致更严重的并发症，甚至死亡。因此，对于年龄较大的淋巴瘤患者,一般不考虑异基因移植。GVL 和 GVHD 仅见于异基因造血干细胞移植。自体造血干细胞移植主要靠提高化疗剂量来治愈淋巴瘤,而异基因造血干细胞移植因为有 GVL,大剂量化疗并不是必需的。因此,也有专家提出小移植和非清髓性造血干细胞移植的概念, 从而使部分不适合做常规异基因造血干细胞移植的患者能接受治疗。

▐▶ 什么是自体造血干细胞移植?

自体造血干细胞移植是指使用患者自身的骨髓或造血干细胞进行化疗后的造血功能重建。其适用于多种淋巴瘤的治疗。大剂量的化疗也有可能损伤骨髓,因此,在大剂量化疗前就需要行造血干细胞的采集和冻存,在大剂量化疗后,再把干细胞解冻回输给患者。通常,在回输两周后,干细胞开始分化成不同类型的血细胞。恢复最快的是白细胞。采集的造血干细胞数越多,造血恢复越快。在大剂量化疗后,血细胞会快速减少。白细胞减少时,有较高的感染风险,需要静脉给予抗生素治疗。

自体造血干细胞移植以其无 HLA 配型限制、无 GVHD 和适用范围广等优势在淋巴瘤的治疗中发挥了重要作用。自体造血干细胞移植自 20 世纪 70 年代应用于恶性血液病的治疗以来,使成千上万的淋巴瘤患者从中获益。

▐▶ 怎样进行自体造血干细胞移植操作?

自体造血干细胞移植的步骤分为几个不同阶段:①如果患者被诊断为淋巴瘤,而专科医生建议接受自体造血干细胞移植,那么,在移植前必须完成一系列的检查以保证患者可以耐受移植治疗。这些检查包括评估心肺功能和肾功能等,以及抽血化验检查有无感染肝炎。②分离干细胞前,需要行颈静脉置管,以采集外周血干细胞。③通过化疗后注射大剂量刺激因子的方式,刺激骨髓中的干细胞进入外周循环血。④干细胞分离和采集。当白细胞开始恢复时,每日监测血常规和造血干细胞计数,直到达到分离要求。分离时,把患者的颈静脉置管和血细胞分离机连接,患者体内少部分的血经过分离机分离后,会把含有造血干细胞的白细胞采集并分装到特制的血细胞冷冻袋冷冻保存。红细胞和血小板会循环返回患者体内。血细胞分离有可能需要连续采集 2~3 天,每天 4~6 小时,直到采集到足够的造血干细胞。

▶▶ 自体造血干细胞移植都有哪些并发症?

接受自体造血干细胞移植的患者在分离干细胞、大剂量化疗过程中、骨髓造血重建前都有可能会出现一些相关问题,但总体发生率和发生危及生命的并发症的概率非常低。

造血干细胞的采集、分离过程基本无痛,可能会有轻度头晕症状出现。另外,在分离过程中,为了避免血细胞凝集,需要使用抗凝剂。而抗凝剂会导致血钙降低,患者可能会感觉到手指和面部的轻微发麻感,通过口服葡萄糖酸钙可以缓解症状。在造血干细胞分离前,血小板偏低的患者可能需要输注血小板。

有时,如果患者在移植前一周接受了大剂量化疗或放疗,则根据淋巴瘤种类和移植中心的不同,预处理方案也会有相应变化。大剂量化疗会导致恶心、呕吐等不良反应,但随着技术的进步,目前移植多使用较强的止呕药,严重的呕吐反应已经较少见。化疗也可以损伤消化道,并且从口腔到肛门的整个消化道均有可能受累,可出现口腔疼痛、胸痛(类似胃灼热)、腹痛、腹泻和肛门疼痛等症状。一般来说,不同预处理方案引起的不良反应程度都不一样,一般自体造血干细胞移植患者会出现较轻的以上不良反应。

移植后,患者可能会出现短暂的血细胞计数减少,随着造血功能的重建,其会逐渐恢复。

▶▶ 什么是异基因移植?

异基因移植为使用供者的干细胞进行移植,通常来源于供者的骨髓和外周血。进行异基因移植前,必须进行 HLA 检测以保证供者和受者的基因相合。

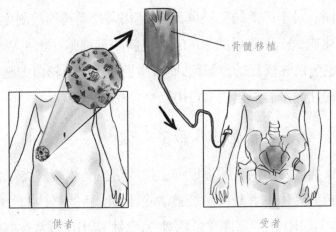

骨髓移植

供者　　　　　　　　　　　　受者

▐▶ 异基因移植的并发症相对严重的根本原因是什么？

异基因移植的并发症相对于自体造血干细胞移植较重。其中最根本的原因是,在受者体内输入供者的骨髓细胞的同时,也获得了供者的免疫细胞,而新免疫系统产生的 GVL,可以杀伤淋巴瘤细胞,产生除化疗以外的抗肿瘤作用。

▐▶ 如何进行异基因移植？

异基因移植有供者和受者两方面的因素。

在进行血细胞采集前,医生需要评估供者的身体情况,以排除疾病和感染对移植造成的不安全因素。在干细胞分离前,供者会接受粒细胞刺激因子皮下注射,使骨髓中的造血细胞进入外周血。分离好干细胞后,冻存至移植。

异基因移植大剂量化疗(预处理)有化疗和化疗联合全身照射两种方式。受者结束大剂量化疗后,一般休息 1 天,从而使化疗药物完全从体内清除,随后再输入新的骨髓干细胞。通常把输入新的造血干细胞当天称为第 0 天,然后等待产生新的造血细胞。在这段时间内,受者的血细胞可能会维持在较低水平,从而增加了感染的风险。接受化疗联合全身照射预处理的受者经常会发生黏膜炎。视轻重程度不同,黏膜炎持续的时间不同。对于严重的黏膜炎,可以使用阿片类药物控制疼痛。

在输注造血干细胞后的 10~14 天,新的干细胞开始生成各种血细胞。白细胞为最先恢复的血细胞,而血小板的生成则较白细胞慢。白细胞恢复后的几周最容易出现 GVHD。

▮▶ 什么是移植物抗宿主反应？

GVHD 是指源于供者的淋巴细胞排斥宿主受体的一类综合征。接受骨髓移植的受体患者免疫系统被清除,因此,新的移植物免疫系统会排斥受体。GVHD 包括急性和慢性两种,急性 GVHD 通常在白细胞刚开始恢复或移植后的数周内出现,表现为皮肤、肝脏和消化道等脏器损害。

根据皮疹、腹泻和肝功能异常的严重程度,急性 GVHD 分为 1~4 度。1 度可以暂不治疗,因为患者可从伴随的移植物抗淋巴瘤反应获益。如果 GVHD 继续加重,则需要治疗。急性 GVHD 首选激素口服或静脉给药治疗。

慢性 GVHD 既可在急性 GVHD 的患者身上直接出现,也可在没有急性 GVHD 的患者中出现。慢性 GVHD 有一定个体差异,表现为干眼症或口腔干燥。其也可以侵犯皮肤,表现为皮肤增厚,严重的会影响关节,甚至出现关节僵硬。对慢性 GVHD 的治疗与急性 GVHD 相似,但也有越来越多的证据显示,沙利度胺治疗慢性 GVHD 有效。

▮▶ 哪些淋巴瘤患者需要进行移植？

(1)有研究结果显示,弥漫大 B 细胞淋巴瘤患者接受自体造血干细胞移植组与非移植组的 5 年无病生存率分别为 46% 和 12%,5 年总生存率分别为 53% 和 32%,8 年无病生存率分别为 36% 和 11%,8 年总生存率分别为 47% 和 27%。结论表明,弥漫大 B 细胞淋巴瘤患者在自体造血干细胞移植后长期生存得到改善。因此,自体造血干细胞移植可作为淋巴瘤患者的标准治疗。

54

（2）滤泡性淋巴瘤有发展为惰性的临床特征，其中位生存期＞8年。对于经常规一线化疗未能达到缓解的初治Ⅰ期、Ⅱ期滤泡性淋巴瘤患者，或者Ⅲ期、Ⅳ期有预后不良因素的患者，自体造血干细胞移植可作为二线或后续治疗的选择。虽然复发滤泡性淋巴瘤患者的中位生存时间较长，但却难以根治。临床研究显示，大剂量化疗有希望延长复发难治滤泡性淋巴瘤患者的生存期，所以自体造血干细胞移植也被认为是复发滤泡性淋巴瘤的一个潜在有效治疗方法。复发滤泡性淋巴瘤患者使用含利妥昔单抗的挽救化疗方案联合自体造血干细胞移植治疗，可显著改善患者的长期生存，特别是一线免疫化疗缓解时间短(<2～3年)或高FLIPI的患者。甚至有几项研究显示，自体造血干细胞移植患者的无复发生存期出现平台期，提示这部分患者有治愈可能。

（3）套细胞淋巴瘤是B细胞非霍奇金淋巴瘤中一种较独特的类型，特征为t(11;14)(q13;q32)染色体异位和Cyclin D1过表达。大多数的患者诊断时已是疾病中晚期，常伴有结外侵犯，临床表现为侵袭性发展的过程。有研究已证实，自体造血干细胞移植作为套细胞淋巴瘤的一线巩固治疗，可给患者带来长期生存。

（4）T细胞淋巴瘤是一组非常具有异质性的疾病，其发生率明显较B细胞淋巴瘤低(约占所有淋巴瘤患者的10%)。临床研究显示，患者接受自体造血干细胞移植后，比没有接受移植的患者生存明显改善。鉴于常规化疗对外周T细胞淋巴瘤的疗效不理想，亦有一些把造血干细胞移植作为T细胞淋巴瘤一线巩固治疗的相关研究报道。临床研究发现，对于化疗敏感的侵袭性外周T细胞淋巴瘤患者而言，一线接受自体造血干细胞移植有一定临床获益。

（5）其他侵袭性非霍奇金淋巴瘤：①伯基特淋巴瘤是比较罕见的疾病，仅占所有淋巴瘤的1%。专家普遍认为，对于伯基特淋巴瘤，一线给予CODOX-M/IVAC方案治疗可以达到非常好的治疗效果，其中有不良预后因素的患者，可以从造血干细胞移植治疗中受益。②淋巴母细胞淋巴瘤兼具白血病和淋巴瘤的部分生物学特性，治疗上多采用类似白血病的治疗方案。在部分高危的淋巴母淋巴瘤中,可以考虑造血干细胞移植。③中枢神经系统淋巴瘤是一类特殊的淋巴瘤。目前,有多项研究提示,含有噻替派的大剂量化疗的造血干细胞移植对中枢神经系统淋巴瘤具有很好的巩固作用,能够进一步提高患者的远期生存率,同时避免颅脑放疗带来的神经系统后遗症。

(6)自体造血干细胞移植是治疗复发霍奇金淋巴瘤的标准治疗手段。即使是预后再好的霍奇金淋巴瘤患者,在初次复发时,也应接受自体造血干细胞移植。

第七章 ◀❚❚

霍奇金淋巴瘤

▌▶ 霍奇金淋巴瘤多数原发于哪里?

淋巴瘤可以分为霍奇金淋巴瘤(HL)和非霍奇金淋巴瘤(NHL)两大类。HL 是淋巴瘤中的一类疾病,来源于淋巴组织的恶性肿瘤,可以原发于淋巴结内和(或)结外的淋巴组织,但多数原发于淋巴结。

▌▶ 引起霍奇金淋巴瘤的原因有哪些?

医学界普遍认为,霍奇金淋巴瘤的病因和发病机制尚不明确,可能与病毒、免疫功能损害或缺陷、电离辐射、基因突变、细菌感染和遗传因素等有关。除此之外,社会经济地位低和木尘、苯或亚硝酸氧化物的暴露接触史,也可能与霍奇金淋巴瘤发病率相关。

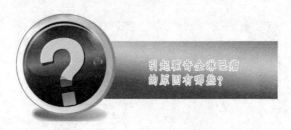

引起霍奇金淋巴瘤的原因有哪些?

▌▶ 得了霍奇金淋巴瘤可能会出现哪些症状?

淋巴结肿大是霍奇金淋巴瘤最常见的症状,患者的淋巴结肿大最常见于颈部、腋窝和腹股沟,也可见于纵隔、腹膜后和盆腔淋巴结。肿块生长一般较快,表面光滑,中等硬度,较小时可以活动,较大时常固定,可以是单个或多个淋巴结融合成团,而且这种淋巴结的肿大是不痛的、不对称的和逐渐增大的。部分患者的肿块可存在长达数年,肿大的淋巴结可出现一过性缩小或相对稳定,而后继续增大。

肿瘤较小时,患者可无任何不适;肿瘤较大时,局部可出现相应的占位和压迫症状。然而,受到肿大的淋巴结压迫或者侵犯的范围和程度不同,引起的症状也是不同的。例如,发生在浅表淋巴结区,仅表现为局部突出的肿块;发生在纵隔,可出现气短、上腔静脉压迫综合征等;发生在腹膜后和盆腔,常不容易发现,早期可无症状。当肿瘤巨大时,可引起腹痛、腹泻、腹胀和腹水等;侵犯神经还可引起疼痛。

淋巴瘤可发生在身体的任何部位,但霍奇金淋巴瘤原发于其他结外组织或器官者较少见,90%以上的患者累及淋巴结,仅有少数患者肿瘤累及组织器官。其晚期可累及脾脏、肝脏和骨髓等器官或组织。

晚期患者常伴有全身性的症状,主要包括:①发热,即体温在38℃以上,连续3天以上,而且没有发生感染;②盗汗,即入睡后出汗;③体重减轻,即无明显原因在半年内体重减轻10%以上。有上述一项者可认为有本病症状。皮肤瘙痒是本病另一个特异性的表现,还有部分患者饮酒20分钟后,病变局部发生疼痛(乙醇疼痛),也具有一定的诊断意义。

▮▶ 去医院就诊需要做哪些检查?

首先,医生会例行检查患者全身各个部位表浅的淋巴结是否肿大。如果浅表的淋巴结有肿大,医生会观察淋巴结肿大部位的皮肤是否隆起,颜色有无变化,有无皮疹、瘢痕或瘘管等,然后通过触诊检查淋巴结的大小、质地、光滑度、与淋巴结旁边的组织是否有粘连、是否容易触到和有无压痛等。

当医生怀疑是淋巴瘤时,首先会选较大的、增长迅速的浅表淋巴结取活检,做成切片,然后染色,最后做组织病理学检查。对于纵隔、腹腔或腹膜后肿大的淋巴结患者,特别是无浅表淋巴结肿大的患者,应在全面检查后再行纵隔镜或腹腔镜检查。必要时,可行开胸或开腹探查术,取得组织以明确病理学诊断。

医生通常还会建议患者完善治疗前相关血液检查、骨髓检查及影像学检查。血液检查包括血常规、血清乳酸脱氢酶(LDH)、血沉(ESR)、血清白蛋白、β_2微球蛋白及肝肾功能等。所有患者常规需做骨髓细胞学检查,必要时,还需行骨髓活检。最常见的影像学检查包括B超,颈、胸、腹和盆腔CT。如果要对肿大的淋巴结定性和定位,还可能会推荐做PET/CT(正电子发射计算机体层显像仪)检查。根据患者病情,必要时,还需做磁共振成像(MRI)和骨扫描(ECT)等检查。

▶PET/CT 相比 CT 有何优势？霍奇金淋巴瘤患者是否需要做 PET/CT？

与传统的 CT 相比,PET/CT 最大的优势在于,检查阴性时,可发现病灶所在,而且能够区分治疗后的残留肿块是有活性还是有纤维化或有坏死组织。PET/CT 比 CT 灵敏度更高、分辨率更好。PET/CT 一次约 30 分钟的全身扫描(头、颈、胸、腹和盆腔等)就能分别获得 PET、CT 和两者融合的全身横断面、矢状面和冠状面图像,PET 与 CT 的融合图像能对肿瘤进行精确定位和定性诊断,检查结果较单独的 PET 或 CT 有更高的准确性,可看见病变在全身的受累部位,尤其显著提高了对小病灶的诊断能力,有助于肿瘤的诊断、分期、肿瘤原发病灶的寻找,以及转移与复发的诊断。但 PET/CT 是一种非常昂贵的检查,也存在一定的假阳性和假阴性,患者应根据自身经济情况选择影像学检查是做 PET/CT 还是做全身 CT。如患者经济困难,行全身 CT 即可。在经济允许的条件下,推荐患者在治疗前的分期、治疗过程中(每 2 个疗程化疗后),以及计划治疗完成后,进行 PET/CT 检查。

▶霍奇金淋巴瘤是怎样分期的？

目前,公认的霍奇金淋巴瘤分期标准是 Ann Arbor 分期,其将霍奇金淋巴瘤分为 I~IV 期,每期又都可以分为 A、B 两类。

A:无全身症状。

B:有全身症状,包括:①发烧,即体温在 38℃以上,连续 3 天以上,且没有发生感染;②盗汗,即入睡后出汗;③体重减轻,无明显原因半年内体重减轻 10%以上。

I 期:病变仅限于一个淋巴结区(I)或一个结外器官或部位(IE)。II 期:病变在横膈的一侧(上侧或者下侧),累及两个或更多的淋巴结区(II)或外加局限性地侵犯一个结外器官或部位(IIE)。III 期:病变累及的淋巴结区在横膈的两侧(Ⅲ),可伴有脾脏累及(ⅢS),或外加局限性地累及一个结外器官或部位(ⅢE),或脾脏与局限性的结外器官或部位均受到病变累及(ⅢSE)。Ⅳ期:病变弥漫性或播散性累及一个或更多的结外器官,同时伴有或不伴有淋巴结累及,或单一结外器官受侵伴远处(非区域的)淋巴结累及。肝或骨髓只要累及均属Ⅳ期。

▋▶ 霍奇金淋巴瘤能治好吗?

近年来,随着肿瘤治疗技术的发展和研究的深入开展,霍奇金淋巴瘤的治疗取得了明显的进步,现在至少有80%的患者能够获得治愈。目前认为,霍奇金淋巴瘤已属可治愈的肿瘤之一。能否早期发现、早期诊断、坚持治疗是决定霍奇金淋巴瘤的治疗效果好坏的关键因素。因此,患者一定要有战胜疾病的信心和决心,并积极配合医生的治疗。

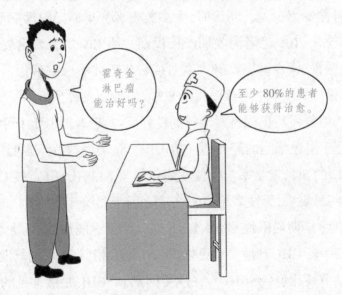

▋▶ 霍奇金淋巴瘤可以分为哪些类型?

1966年,Rye国际会议根据病变组织学特点、淋巴细胞及R-S细胞数量等,将霍奇金淋巴瘤(HL)分为淋巴细胞为主型、结节硬化型、混合细胞型和淋巴细胞消减型四个亚型。1994年,修订的欧美淋巴瘤分类提出了一个新的亚型,即富于淋巴细胞的经典型HL(暂定型)。2001年,世界卫生组织在此基础上将HL分为两大类:经典型HL(CHL)和结节性淋巴细胞为主型HL(NLPHL)。其中经典型HL又分为富于淋巴细胞的经典型(LRCHL)、结节硬化型(NSCHL)、混合细胞型(MCCHL)及淋巴细胞消减型(LDCHL)。2008年和2016年的WHO淋巴瘤新分类与2001年的分类相同,目前临床上还在沿用该分类。一般病理科医生根据活检的病变组织的细胞形态学和免疫组织化学进行病理分类。

▐▶ 霍奇金淋巴瘤的各亚型有何不同临床特征?

(1)结节性淋巴细胞为主型(NLPHL)。此型约占霍奇金淋巴瘤(HL)的5%,男性多见,男女之比为3:1或更高,青年和老年人均可发病,常见于30~50岁年龄人群。病变常累及颈部、腋窝和腹股沟淋巴结,纵隔、脾及骨髓受累少见。初诊时,大多数患者为早期局限性病变(Ⅰ、Ⅱ期),只有5%~10%患者为晚期(Ⅲ、Ⅳ期),约13%的患者出现B症状。该病发展缓慢,常在淋巴结肿大数月或数年后才去医院就诊。Ⅰ、Ⅱ期患者预后很好,10年总生存率高于80%,但晚期患者预后差。疾病后期容易复发,但复发后仍保持对治疗的良好反应,患者很少死于肿瘤。

(2)富于淋巴细胞的经典型(LRCHL)。该类型约占经典型霍奇金淋巴瘤(CHL)的5%,发生率与中位发病年龄与NLPHL相似,较CHL其他类型发病年龄更大,男性多见(70%)。其临床特征介于NLPHL与CHL之间,常表现为早期局限性病变(Ⅰ、Ⅱ期),罕见纵隔病变、巨大肿块及B症状,生存率较CHL其他类型更好,与NLPHL相似,无后期复发特点。

(3)结节硬化型(NSCHL)。在欧美国家,NSCHL是最常见的亚型,约占CHL的70%,发达国家较发展中国家更常见,男女发生率基本相似,发病高峰为15~34岁。纵隔受累比例高(约占80%),不同于其他亚型;约54%有巨大肿块,8%~10%的患者有脾或肺累及,5%骨累及,3%骨髓累及,2%肝累及。大多数患者就诊时为Ⅱ期,约40%的患者伴有B症状。NSCHL是CHL中预后较好的类型,但巨大纵隔病变是不良预后的因素。

(4)混合细胞型(MCCHL)。该型较多见于发展中国家和人类免疫缺陷病毒(HIV)阳性患者,约70%的患者为男性,中位发病年龄为38岁。临床表现腹腔淋巴结更常见, 累及纵隔少见,30%累及脾,10%累及骨髓,3%累及肝,1%~3%累及其他器官,通常伴有B症状。就诊时,约半数患者已是晚期(Ⅲ、Ⅳ期),预后较NSCHL差,但比LDCHL好。

(5)淋巴细胞消减型(LDCHL)。最少见的CHL,60%~75%的患者为男性,中位发病年龄为30~37岁。此型可能与HIV感染有关,多见于发展中国家。最常累及腹部器官、腹膜后淋巴结和骨髓,浅表淋巴结少见。就诊时,70%的患者为晚期(Ⅲ、Ⅳ期),80%的患者伴有B症状,病情进展迅速,预后差。

▶▶ 哪些因素可以预示霍奇金淋巴瘤患者治疗后的生存期?

不同研究组对于霍奇金淋巴瘤预后因素的认识有所不同, 一般公认的早期霍奇金淋巴瘤的不良预后因素包括:①年龄≥40~50岁;②≥3~4个淋巴结区域受累;③血沉>50mm/h或血沉>30mm/h,伴有B症状;④巨大肿块或纵隔大肿块;⑤B症状;⑥混合细胞型或淋巴细胞消减型;⑦结外器官或组织受累。

对于晚期霍奇金淋巴瘤还可参考另一个预后指数, 称为国际预后评分(IPS),包括7项危险因素:①年龄≥45岁;②男性;③Ⅳ期;④白蛋白<40g/L;⑤血红蛋白<105g/L;⑥白细胞增多(白细胞计数至少达到15×10^9/L);⑦淋巴细胞减少(淋巴细胞计数少于0.6×10^9/L或淋巴细胞计数少于白细胞计数的8%)。含有0~1个危险因素的晚期患者,复发难治的风险<20%, 而超过4个危险因素的晚期患者, 复发难治的风险>50%。

实际上,对霍奇金淋巴瘤患者的治疗效果是因人而异的,治疗后的生存期也是互不相同的,患者战胜疾病的信心和积极配合医生的治疗也是至关重要。

▶ 怎样对霍奇金淋巴瘤做出正确的诊断？

霍奇金淋巴瘤是淋巴瘤中的一类疾病，只有在彻底检查的基础上，才能准确判断疾病的类型和分期，制订最适合的治疗方案。就诊时，医生需要询问患者一些症状的问题，帮其预约一些治疗前的检查，包括血液检查、骨髓检查及影像学检查。医生还会安排病理活检，因为确诊霍奇金淋巴瘤必须依靠病理诊断。根据症状、病理结果、影像学检查和相关实验室检查结果，医生才能对患者做出最准确的诊断，制订出最好的治疗方案。

▶ 霍奇金淋巴瘤的治疗方式有哪些？

目前，霍奇金淋巴瘤的治疗多采用综合治疗，医生会根据病理分型、预后分组、分期和身体状况来进行治疗选择，甚至还要考虑经济方面的因素，最终为患者选择最理想的治疗。治疗方式包括化疗、放疗、骨髓或造血干细胞移植、手术治疗和生物治疗等。每一种治疗方式的作用都不一样，综合治疗就是联合多种治疗方式，使其发挥较大的效益，以最大限度地杀灭淋巴瘤细胞。

▶ 霍奇金淋巴瘤治疗的基本原则是什么？

早期霍奇金淋巴瘤（Ⅰ、Ⅱ期患者）的治疗原则是化疗联合放疗为主的综合治疗，单纯化疗其疗效并不比联合治疗的疗效差，故适用于放疗长期毒性风险超过疾病短期控制获益的患者。晚期（Ⅲ、Ⅳ期）霍奇金淋巴瘤患者推荐以化疗为主的治疗手段，化疗后残存病灶超过 2.5cm 以上的患者建议行局部放疗。<60 岁的患者，可给予 ABVD 方案化疗 6 个周期，或增强剂量的 BEACOPP 方案 4~6 周期，可联合或不联合局部放疗。若一线治疗疗效未达到 CR 者，适合行自体造血干细胞移植挽救治疗。研究表明，增强剂量的 BEACOPP 方案对于年龄超过 60 岁的老年患者增加了治疗相关死亡率，因此推荐 ABVD 方案为老年患者的标准化疗方案。近年研究发现，在晚期患者中，CP30 单抗（维布妥昔单

抗)联合 AVD 可取得更好疗效。

▓▶ 放疗适合哪些霍奇金淋巴瘤患者?

放疗是Ⅰ、Ⅱ期霍奇金淋巴瘤患者的重要治疗手段。对于伴有大肿块、化疗后病灶残留或复发霍奇金淋巴瘤患者,如因肿块有压迫症状,行局部放疗能进一步提高疗效。霍奇金淋巴瘤的放疗包括扩展野和受累野两种方式。扩展野放疗包含淋巴区域的受累和邻近处,受累野放疗只包含受累的淋巴区域。单独放疗极少用于经典型霍奇金淋巴瘤,更常用于结节性淋巴细胞为主型的患者。

▓▶ 不同类型和不同分期的霍奇金淋巴瘤治疗有何不同?

1.经典型霍奇金淋巴瘤患者的治疗

初诊霍奇金淋巴瘤患者可根据各项检查结果及 Ann Arbor 分期分为Ⅰ~Ⅳ期。其中的Ⅰ~Ⅱ期患者又可根据有无不良预后因素再分为ⅠA~ⅡA 期(早期预后良好型:Ⅰ~Ⅱ期无 B 症状或大纵隔腺病)或Ⅰ~Ⅱ期(早期预后不良型:Ⅰ~Ⅱ期有纵隔巨大肿块伴或不伴 B 症状;Ⅰ~Ⅱ期伴有 B 症状;多处病灶;ESR 明显升高)。

(1)早期预后良好型患者的治疗。推荐 2 个周期 ABVD 方案化疗后序贯 20Gy 受累野局部放疗。

(2)早期预后不良型患者的治疗。化放疗综合治疗是早期预后不良型患者公认的治疗原则,4 个周期 ABVD 方案化疗联合 30Gy 放疗是标准治疗。2 个周期 ABVD 方案化疗后行中期 PET/CT 评价, 若为PET/CT 阴性者,再继续 ABVD 方案化疗 2 个周期后行 30Gy 放疗;而若为PET/CT 阳性者,则改为增强剂量的 BEACOPP 方案化疗 2 个周期及 30Gy 放疗。对于<60 岁的患者,可行 2 个周期增强剂量 BEACOPP 方案化疗后,再给予 ABVD 方案 2 个周期及联合放疗(30Gy)。

(3)晚期患者的治疗。Ⅲ~Ⅳ期患者总的预后较差,但多药联合化疗后,远期生存率也可以超过 80%。标准的一线治疗(患者的初次治疗)可以选择接受 4 个疗程 ABVD 方案或 3 个疗程 Stanford V 方案,IPS≥4 分的高危患者,应考虑 4 个疗程强化的 BEACOPP 方案。除此之外,近年研究发现 CP30 单抗(维布妥昔单抗)联合 AVD 方案在延长患者生存时间及无进展生存时间方面更具优势,已被批准用于晚期患者的一线治疗。

2.结节性淋巴细胞为主型患者的治疗

(1)Ⅰ~Ⅱ期患者的治疗。所有ⅠA~ⅡA期患者使用受累野照射(剂量 30~36Gy)或者局部放疗。有 B 症状的ⅠB~ⅡB期患者推荐化疗和受累野照射的联合治疗。

(2)Ⅲ~Ⅳ期患者的治疗。对于Ⅲ~Ⅳ期患者接受化疗联合或不联合放疗是一个适合的选择,ⅢA~ⅣA期无症状患者可以观察或行局部放疗。

▐▶ 霍奇金淋巴瘤患者治疗后会有哪些常见不良反应?

化疗的不良反应是不可避免的,但患者一般可以耐受,大部分通过对症支持治疗可缓解恢复。常见不良反应包括:恶心、呕吐、便秘、白细胞或血小板减少、贫血、乏力和脱发等。远期不良反应有闭经和不育风险增加,而且继发第二肿瘤风险增加。霍奇金淋巴瘤患者最常见的继发肿瘤为肺癌和乳腺癌,多发生于治疗结束后 10 年以上。放疗作为一线治疗方案发生继发恶性肿瘤的风险最大。接受纵隔放疗的年轻女性患者远期患乳腺癌的风险可能增加。另外,接受纵隔放疗和含蒽环类方案化疗可引发心脏疾病,放疗引起的心脏毒性通常在治疗结束后 5 ~ 10 年以上可观察到。约 50%左右的长期存活患者多见甲状腺功能低下,特别是接受过颈部或者上纵隔放疗的患者。其他不良反应还有肺损害(博莱霉素或放疗造成的肺毒性)和龋齿(颈部和下颌的放射线暴露史)。

▐▶ 什么是复发性霍奇金淋巴瘤和难治性霍奇金淋巴瘤?

复发性霍奇金淋巴瘤是指诱导治疗达到完全缓解(CR)至少 1 个月

以后出现复发的霍奇金淋巴瘤。经联合化疗达到 CR 后,复发分为两种情况:①经联合化疗达到 CR,但缓解期少于 1 年,即早期复发;②经联合化疗达到 CR 后,缓解期超过 1 年,即晚期复发。难治性霍奇金淋巴瘤是指在初治时淋巴瘤进展,或者虽然治疗还在进行,但是通过组织活检病理已经证实肿瘤的存在和进展。

▮▶ 霍奇金淋巴瘤复发后怎么办?

霍奇金淋巴瘤复发的比例较低,如果患者复发,首先应再行活检明确病理,还要做骨髓检查和影像学检查以便再分期,应选择与首次治疗不同且对后续造血干细胞采集无太大影响的化疗药物。尽管有很多方案可供选择,但仍然是含吉西他滨的方案效果较好。目前,ⅠA~ⅡA 期初治接受化疗失败的复发患者并没有发现合适的治疗方法,因此推荐个体化治疗,可以采用放疗或使用无交叉耐药的化疗方案,或大剂量治疗和自体造血干细胞解救。对于复发患者,临床医生采用挽救化疗再次获得缓解后,强烈建议可接受自体造血干细胞移植作为巩固治疗。这是因为移植后的患者远期总生存率超过 65%,而没有接受移植的患者远期总生存率只有 30%。对于自体造血干细胞移植失败的年轻患者,则应考虑异基因造血干细胞移植。如果复发部位之前没有做过放疗,可以使用全淋巴结放疗。初治时,接受单纯放疗后的复发患者建议按晚期霍奇金淋巴瘤患者处理,放疗后复发的再分期非常重要,是第二次复发间隔的重要预后因子。

▮▶ 复发性霍奇金淋巴瘤和难治性霍奇金淋巴瘤患者进行自体干细胞移植时应注意什么?

这时应注意以下 4 个方面:①经检查确定骨髓中不存在肿瘤细胞时,才可采集干细胞;②化疗次数越多,患者采集干细胞成功的可能性就越低,尤其当应用细胞毒性药物时,如 Mini-BEAM 方案或 Dexa-BEAM 方案;③新移植的患者需要一个较长的过程才能获得较完善的造血系统重建,因此移植后一段时间内不应再行化疗;④进行移植时,肿瘤越小预后越好,完全缓解后(即肿瘤全部消失),再行移植治疗的预后最好。

▶ 自体移植后的复发性霍奇金淋巴瘤患者如何治疗?

自体移植后的复发性霍奇金淋巴瘤的治疗可有多种选择,但大部分患者为姑息性治疗。对于未接受过放疗部位的局灶性复发,可采用受累野或扩大受累野放疗(30~40Gy)。对于自体移植后迅速复发的患者,或化疗不敏感的患者,抑或是复发时有贫血的患者,推荐可参加新药临床试验。而自体移植后晚期复发的患者,可选择长春瑞滨或吉西他滨单药化疗或联合化疗等。另外,自体移植后获得超过 5 年生存期的患者,可以考虑行第二次移植。

▶ 哪些霍奇金淋巴瘤患者适合接受异基因造血干细胞移植治疗?

适合接受异基因造血干细胞移植治疗的患者为诱导治疗后不缓解的难治性霍奇金淋巴瘤和复发性霍奇金淋巴瘤,而且无法采集到可满足自体干细胞移植所需的干细胞数量,并有 HLA 相合同胞供者的患者。

▶ 复发性霍奇金淋巴瘤和难治性霍奇金淋巴瘤的解救方案有哪些?

常用方案有 Mini-BEAM 方案(卡莫司汀、依托泊苷、阿糖胞苷和苯丙氨酸氮芥)、Dexa-BEAM 方案(地塞米松、卡莫司汀、依托泊苷、阿糖胞苷和苯丙氨酸氮芥)和 DHAP 方案(顺铂、大剂量阿糖胞苷和地塞米松),反应率分别为84%、81%和89%。目前,对于多种解救方案中哪个解救方案更好尚不明确。Mini-BEAM 方案疗效是肯定的,但该方案会影响干细胞动员。有研究认为,在应用大剂量化疗前,使用标准剂量的解救方案疗效更佳,如大剂量 BEAM 化疗前,应用 3~4 个疗程的 Dexa-BEAM 方案。其他常用药物还有依托泊苷、铂类和异环磷酰胺,这些药物同时具有抗霍奇金淋巴瘤的疗效与较好的干细胞动员效果。

PD-1 单抗及 CD30 单抗,近年来在复发难治性霍奇金淋巴瘤治疗中取得显著成效,不论是联合化疗,还是单药,患者均能获益,也是目前治疗的选择和推荐。

第八章

惰性淋巴瘤

▐▶ 什么是 B 细胞惰性淋巴瘤？

惰性淋巴瘤,顾名思义,是一类进展缓慢、低度恶性、治疗特点区别于侵袭性淋巴瘤的一组恶性淋巴瘤。B 细胞惰性淋巴瘤主要包括滤泡性淋巴瘤、B 细胞慢性淋巴细胞性白血病、小淋巴细胞淋巴瘤、淋巴浆细胞淋巴瘤和脾边缘区 B 细胞淋巴瘤等。其临床特点是以全身无痛性淋巴结增大为主,疾病发展速度缓慢,外周血和骨髓常受累,大多数患者就诊时已为Ⅲ、Ⅳ期。惰性淋巴瘤的定义并不能准确地描述和涵盖所有进展缓慢的低度恶性淋巴瘤的诊断, 更不能按照相同的治疗模式处理。随着肿瘤分子生物学、免疫学和分子遗传学的突破性进展,惰性淋巴瘤中不同亚型具有独立的病理特点,结合不同的临床分期和预后评估指数,其治疗亦有所区别。随着新药时代的来临,早期患者通过靶向放化疗等治疗可以获得长时间缓解,甚至治愈。对于晚期患者而言,尽管目前仍然认为不可治愈,但是随着新型治疗方式的开展,已能获得长时间缓解。

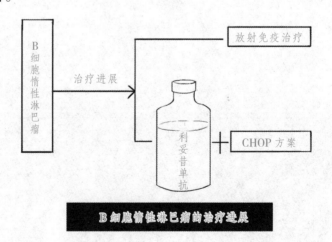

B 细胞惰性淋巴瘤的治疗进展

▐▶ 什么是滤泡性淋巴瘤？

滤泡性淋巴瘤(FL)是 B 细胞淋巴瘤中的一种较常见亚型,在西方国家中占非霍奇金淋巴瘤(NHL)的 22%~35%。在国内所占比例较西方国家偏低,占 NHL 的 8.1%~23.5%。我国发病率有逐年增加的倾向,发病年龄与国外比较相对较低,地域分布上以沿海、经济发达地区的发病率较高。从细胞起源来说,FL 来源于淋巴结生发中心的 B 细胞,病理形态学上表现为肿瘤部分保留了淋巴滤泡生长的模式,是一组包含滤泡中心细胞(小裂细胞)、滤泡中心母细胞(大无裂细胞)的恶性淋巴细胞增生性疾病。在显微镜下,FL 有时可以合并有弥漫性的成分出现,根据滤泡成分和弥漫成分所占的比例不同,可以将 FL 分为:①滤泡为主型(滤泡比例>75%);②滤泡和弥漫混合型(滤泡比例 25%~75%);③局灶滤泡型(滤泡比例<25%)。

滤泡性淋巴瘤为什么要分为 1、2 和 3 级?

滤泡性淋巴瘤(FL)于 1925 年首次报道,FL 的诊断主要基于包括免疫组化和形态学检查在内的病理组织学检查。病理形态学主要表现为小 B 淋巴细胞聚集于淋巴结滤泡中并形成结节,可部分出现弥漫性区域并伴有硬化。根据世界卫生组织(WHO)淋巴瘤分类方法,FL 进一步可以分为 1~3 级。1 级,每个显微镜高倍镜视野内中心母细胞个数为 0~5 个;2 级,每个高倍镜视野内中心母细胞个数为 6~15 个;3 级,每个高倍镜视野内中心母细胞个数>15 个,其中,仍保留少数中心细胞者为 3a 级,成片中心母细胞浸润,不见中心细胞者为 3b 级。

在西方国家,1 级 FL 占所有 NHL 患者的比例为 20%~25%,2 级 FL 所占比例为 5%~10%,3 级 FL 所占比例为 5%左右。1、2 和 3a 级 FL 患者临床表现为惰性,而 3b 级 FL 恶性程度高,治疗则按弥漫大 B 细胞淋巴瘤(DLBCL)患者的治疗策略进行。30%~40%的 FL 后期可转化为侵袭性淋巴瘤,如 DLBCL,每年转化率为 2%~3%,5 年转化率为 10.7%。一旦 FL 患者发生转化,则预后更差。

确诊患有滤泡性淋巴瘤后还需要做哪些检查?

滤泡性淋巴瘤(FL)的诊断性检查类似于其他惰性淋巴瘤的检查,必要的检查包括：①全身体格检查，尤其注意浅表淋巴结和肝、脾是否肿大；②实验室检查，包括全血细胞检查、血生化检查、血清 LDH 水平以及乙型肝炎、丙型肝炎、HIV 相关检测；③影像学检查，常规推荐颈、胸、腹、盆腔增强 CT 检查以及双侧或单侧的骨髓活检 + 涂片检查，其中骨髓活检样本长度至少应该在 1.5cm 以上；④正电子发射计算机体层显像仪（PET / CT）扫描，可能有助于检查出一些隐匿性病灶，因其细胞功能显像的优势，在一定程度上弥补了 CT 或 B 超的不足，同时有助于判断其恶性程度及预后。

▶ 滤泡性淋巴瘤国际预后指数是什么？

对滤泡性淋巴瘤（FL）患者预后的预测，通常采用 FL 国际预后指数（FLIPI）。旧的临床预后评分系统 FLIPI-1 包括年龄 ≥60 岁、Ann Arbor 分期 III~IV 期、HBG<120 g/L、血清 LDH> 正常值范围上限和受累淋巴结 ≥5 个。每个指征得 1 分，根据得分，将 FL 患者分为低危组、中危组、高危组等 3 个危险组。随着抗 CD20 单抗治疗 FL 应用的日益普遍，新的临床预后评分系统 FLIPI- 2 显示出相对旧的临床预后评分系统 FLIPI-1 的优势。FLIPI-2 包括以下因素：β_2 微球蛋白>正常值范围上限、淋巴结最大径>6cm、骨髓受侵犯、HGB<120g/L、年龄>60 岁（见下表）。

FLIPI-1 和 FLIPI-2 相关参数比较

参数	FLIPI-1	FLIPI-2	得分
淋巴结受累	>4 个淋巴结区域	淋巴结最长径>6cm	1
年龄	≥60 岁	≥60 岁	1
血清标志物	LDH 升高	β-2 微球蛋白升高	1
分期	晚期（Ann Arbor 分期 III~IV 期）	骨髓侵犯	1
血红蛋白	<120g/L	<120g/L	1

注：低危组，0~1 分；中危组，2 分；高危组，3~5 分。

74

▶▶ 滤泡性淋巴瘤的预后怎样？

根据 FLIPI 评分，患者可分为低危组、中危组和高危组。每组患者的 5 年总生存率和 10 年总生存率见下表。

组别	FLIPI 评分	5 年总生存率(%)	10 年总生存率(%)
低危组	0~1	91	71
中危组	2	78	51
高危组	3~5	53	36

OS：总生存率。

▶▶ 为什么"观察等待"策略仍存在争议？

惰性淋巴瘤多数进展缓慢，中位生存期为 8~10 年，早期患者中位生存甚至可超过 17 年，但晚期惰性淋巴瘤被认为是不可治愈的。20 世纪 90 年代的多项研究已证实，对部分无症状的晚期惰性淋巴瘤患者而言，提早抗肿瘤治疗（如化疗）并不能使其在总生存期上获益，而化疗后还往往产生副作用，有时反而影响患者的生活质量。等达到治疗标准时才开始治疗，也可以获得相同的总生存率。因此，对晚期患者采取"观察等待"策略，直到有治疗指征再进行治疗已成为共识。但是，这种策略并不适合所有患者。随着基因检测技术的应用，已发现有部分高危患者需要提前治疗以避免病理学转化的可能。随着利妥昔单抗在惰性淋巴瘤中的应用，加之规范的化学免疫治疗，不仅明显提高了患者的完全缓解率，而且延长了无进展生存期。同时，对淋巴瘤预后因素的研究也能早期识别出具有不良预后的亚群。因此，目前，"观察等待"策略仍存在争议。

▐▶ Ⅰ~Ⅱ期(早期)滤泡性淋巴瘤患者的一线治疗选择是什么?

对于Ⅰ~Ⅱ期(早期)滤泡性淋巴瘤患者标准治疗选择,目前临床上已有足够的证据支持选择侵犯野放射治疗(IFRT)。一般这样的患者单用放疗就能取得较好的长期生存率,其放射治疗剂量为30~36 Gy。对于早期滤泡性淋巴瘤患者,放疗是否加全身治疗,目前仍有争议。有学者报道,放疗加上全身免疫化疗可能改善生存期。如果评估 IFRT 的不良反应风险超过临床获益概率时,应建议观察等待,暂不进行放射治疗。对于早期滤泡性淋巴瘤高肿瘤负荷或 FLIPI 中的高危患者,可一线选择联合免疫化疗的策略。

▐▶ Ⅲ~Ⅳ期(晚期)滤泡性淋巴瘤患者的一线治疗选择是什么?

对于Ⅲ~Ⅳ期(晚期)滤泡性淋巴瘤患者,目前普遍认为,尽管临床分期晚,但大部分患者病变进展缓慢,相当长时间不接受治疗亦可保持良好的生活质量。故而一般认为,应该具备以下治疗指征中的任意一项时,才建议给予治疗(见下表)。

Ⅲ~Ⅳ期的患者治疗指征

治疗指征	临床表现
B 症状	38℃以上不明原因发热;夜间盗汗;6个月内体重无故下降>10%
异常体征	出现脾大、胸腔积液、腹水等
重要器官损害	重要器官受累,导致器官功能损害
血液指标	血细胞减少[WBC<$1.0×10^9$/L 和(或)PLT<$100×10^9$/L];白血病表现(恶性细胞>$5.0×10^9$/L);LDH 高于正常值;HGB<120g/L;β_2 微球蛋白≥3mg/L
巨大肿块	3 个肿块直径均≥5cm 或 1 个肿块直径≥7cm(Ann Arbor 分期Ⅲ~Ⅳ期患者)
持续肿瘤进展	2~3 个月内肿块增大 20%~30%,6 个月内肿块增大约 50%
符合临床试验入组标准(根据临床试验具体要求确定)	

如果患者尚无表中所列的治疗指征,可采取观察等待的策略。对于有治疗指征的Ⅲ~Ⅳ期滤泡性淋巴瘤患者,目前可选择的治疗方案较多。总的原则是应根据患者年龄、全身状态、合并症和治疗目标,高度个体化地选择治疗方案。免疫化学治疗是目前国内外最常选择的治疗模式,8个疗程利妥昔单抗联合化疗的治疗方案已经成为国内外初治滤泡性淋巴瘤患者的首选标准方案。无论是 CHOP 方案、CVP 方案,还是以苯达莫司汀为基础联合利妥昔单抗的方案,均明显改善了患者的近期和远期疗效,包括总生存期。因此,对于体质好、相对年轻的患者,建议选用常规剂量的联合化疗加利妥昔单抗,以化疗单药联合利妥昔单抗,甚至单独应用利妥昔单抗。

▶利妥昔单抗对治疗滤泡性淋巴瘤有作用吗?

滤泡性淋巴瘤(FL)的治疗进展主要体现在利妥昔单抗联合 CHOP 方案及新药研究方面,上述方法的应用大大提高了 FL 的完全缓解率和无病生存期及总生存期。在利妥昔单抗上市前,多项研究或序贯治疗试图提高滤泡性淋巴瘤的缓解率或改善症状或降低毒性,但是结果未能延长 FL 患者的生存期。众多研究证实,利妥昔单抗联合化疗可提高 FL 的缓解率,特别是分子水平的完全缓解率,其中分子生物学完全缓解率接近 50%。而且,肿瘤缓解率的提高直接使患者的总生存期延长。许多研究证实,利妥昔单抗作为 FL 患者的一线治疗具有更高的和更长的肿瘤缓解率,因此,利妥昔单抗已作为 FL 的标准一线治疗。在复发患者中,利妥昔单抗也体现出了积极的治疗价值。在多项国外临床研究中,利妥昔单抗单药治疗复发难治患者的总缓解率可达 40%~50%,中位肿瘤进展时间也可达 10~17 个月。

▶BR 方案治疗滤泡性淋巴瘤是否有效?

有关权威机构建议,晚期有症状的滤泡性淋巴瘤患者的一线治疗为:R-CHOP 方案(利妥昔单抗、环磷酰胺、阿霉素、长春新碱和泼尼松）、R-CVP 方案（利妥昔单抗、环磷酰胺、长春新碱和泼尼松）和 BR 方案（苯达莫司汀 + 利妥昔单抗）。BR 方案主要基于德国淋巴瘤研究组 Rummel 教授等进行的一项随机Ⅲ期 StiL 试验结果。在这项试验中，晚期惰性淋巴瘤（包括滤泡性淋巴瘤）和套细胞淋巴瘤患者随机分别接受 BR 方案和 R-CHOP 方案治疗 6 周期。研究结果显示，BR 组和 R-CHOP 组患者的总体有效率（ORR）相似（分别为 93.8% 对 93.5%）。但 BR 治疗组的完全缓解率（CR）明显高于 R-CHOP 治疗组（40.1% 对 30.8%，P=0.0323）。BR 组的中位无进展生存期（PFS）、无事件生存期（EFS）和治疗间隔时间都要明显长于 R-CHOP 组，但两组的总体生存期并没有明显不同。BR 组比 R-CHOP 组的骨髓抑制发生率有所降低，BR 方案的相关脱发、感染、外周神经毒性和口腔炎也低于 R-CHOP 方案。由此得出，BR 方案的疗效明显好于其他方案。

滤泡性淋巴瘤患者化疗后复发怎么办？

无论采用何种诱导免疫化疗，患者经过一段缓解期后，均可能出现复发。目前，对于复发、难治性滤泡性淋巴瘤患者的标准治疗尚未完全统一，挽救治疗方案的选择取决于既往方案的疗效、缓解时间、患者年龄、身体状态、复发时的病理类型和治疗目标。对于一线治疗后长期缓解且无转化的复发患者，可重新使用原方案或选用其他一线方案。对于早期（<24 个月）复发的患者，可选用非交叉耐药的方案治疗。利妥昔单抗治疗复发的滤泡性淋巴瘤患者有效率仍可达 45% 左右，完全缓解率可达 6%。可选的挽救化疗方案包括 CHOP 方案、以苯达莫司汀为基础的方案、CVP 方案和放射免疫治疗等。对年轻复发患者应建议采用自体造血干细胞移植。

利妥昔单抗维持治疗对治疗滤泡性淋巴瘤有意义吗？

滤泡性淋巴瘤患者病史长，进展缓慢，对各种治疗比较敏感，故诱导缓解后适合维持治疗。迄今，无论一线治疗后或复发再次诱导缓解后的滤泡性淋巴瘤患者,大量临床研究和 Meta 分析结果已证明,利妥昔单抗单药维持治疗可改善其远期生存。因此,无论初治或复发患者在诱导化疗结束,获得完全缓解或部分缓解后,建议每 2~3 个月采用利妥昔单抗单药维持治疗 1 次,共计 2 年时间。但应注意,维持治疗后,可能会增加感染的机会,尤其是乙型肝炎患者应密切随访观察。

▮▶ 放疗在滤泡性淋巴瘤中的作用是什么?

放疗是早期 1~2 级滤泡性淋巴瘤(FL)的标准治疗。早期 1~2 级 FL 患者接受单纯根治性放疗后的 10 年无进展生存(PFS)率为 40%~60%,10 年总生存(OS)率为 50%~80%,肿瘤 10 年后极少复发(低于10%)。但目前对最佳的照射野与照射剂量仍存在争议。回顾性分析显示,早期 1~2 级 FL 患者接受局部累积野、扩大野及全身淋巴结照射均能获得超过 95% 的局部控制率,3 种照射范围的 5、10、15 年 PFS 率分别为 37%~94%、37%~82% 及 40%~75%,5、10、15 年 OS 率分别为 73%~93%、46%~79% 及 40%~62%。累积野照射的局部复发率稍高,但扩大野照射并未提高 OS 率,而且增加了不良反应。放疗失败多发生在治疗后 2~5 年,且主要为远处复发。鉴于此,目前倾向于推荐局部累积野放疗。FL 对放疗敏感,呈较明显的剂量效应关系。研究表明,剂量偏小可导致受照射野内复发;剂量偏大也不能提高局部控制率。目前一般认为,亚临床病灶合适的照射剂量为 25~30Gy,肉眼可见病灶的剂量为 36~40Gy。目前,仍不能明确放疗中加入化疗能否提高早期低度恶性淋巴瘤患者的生存率。

▮▶ 干细胞移植对滤泡性淋巴瘤有没有作用?

自体干细胞移植(ASCT)和异体干细胞移植(allo-SCT)已经成功应用于滤泡性淋巴瘤的治疗。但考虑到目前出现的不良反应和有效治疗方案的多样性,移植很少应用于初治患者。对复发的患者而言,移植仍是一个可选择的方案。早年的研究认为,ASCT 能够提高复发患者的生存率。但是,目前在新药治疗时代,ASCT 和 allo-SCT 受到更多的挑战。ASCT 目前多应用于两次以上复发患者,或者早期复发患者。

异基因造血干细胞移植通常应用于复发难治性患者,目的在于提供无肿瘤残存的干细胞,且可以产生移植物抗淋巴瘤(GVL)作用。清髓性异基因造血干细胞移植推广的主要障碍是移植相关死亡的高发生率,它抵消了移植物抗淋巴瘤(GVL)对总体生存率的相关益处。但随着联合应用单克隆抗体(如利妥昔单抗)和选择性应用预处理,目前已经明显提高了异基因造血干细胞移植患者的预后。

▶▶ 现在有什么新药可用于治疗滤泡性淋巴瘤?

近年来,新药应用于滤泡性淋巴瘤的研究引人注目。研究主要在复发患者中展开,但有些治疗方案也开始用于初治患者。obinutuzumab 是第二代抗 CD20 单抗,通过糖基化技术增加了抗体与 Fc γ RIIIa 的亲和力,进而增强抗体依赖细胞介导的细胞毒性作用(ADCC),削弱补体依赖性细胞毒性作用(CDC)。

磷脂酰肌醇 3 激酶(PI3K)抑制剂中的 PI3K 激酶是 B 细胞受体信号通路中的关键分子,该通路与细胞免疫密切相关,目前多项临床研究证实 PI3K 抑制剂有一定的疗效。Tazemetostat 是一种口服、首创的 EZH2 抑制剂,该药是一种表观遗传学药物,目前正被开发用于一系列癌症和治疗环境。单克隆抗体(如 Inotuzumab,CD22 单抗)、Veltuzumab 治疗复发难治性滤泡性淋巴瘤患者的有效率为 44%。Inotuzumab 联合免疫放疗对复发难治性滤泡性淋巴瘤有效率可达 84%。其他联合利妥昔单抗显示出协同增效的新抗体为 Galiximab 和 Ozogamicin。这些新药在滤泡性淋巴瘤的治疗中显示出非常有价值的前景。

▶▶ 什么是慢性淋巴细胞白血病、小淋巴细胞淋巴瘤?两者是否为同一种疾病?

慢性淋巴细胞白血病(CLL)、小淋巴细胞淋巴瘤(SLL)均为起源于单克隆、成熟小淋巴细胞的淋巴系统恶性疾病,两者的区别为:CLL临床多为外周血和骨髓异常淋巴细胞浸润的白血病样表现,而SLL临床多为淋巴结、器官肿大的淋巴瘤样表现。

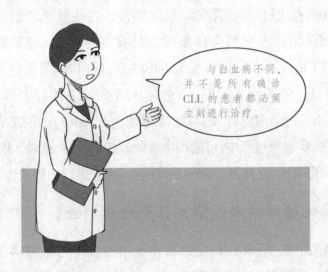

与白血病不同,并不是所有确诊CLL的患者都必须立刻进行治疗。

▐▶ 怎样诊断 CLL 和 SLL?

诊断CLL需符合的最低要求是持续性(3个月)的外周血B淋巴细胞$\geq 5 \times 10^9$ / L(如外周血B细胞 $<5 \times 10^9$ / L,同时伴有骨髓浸润所致血细胞减少,或疾病相关症状者),并且B细胞的克隆性需要经过流式细胞术确认。外周血涂片特征性的形态学为成熟小淋巴细胞,可能混有大而不典型的细胞、分裂细胞或最多不超过55%的幼淋细胞。如果外周血幼淋细胞在淋巴细胞中的比例$\geq 55\%$,则诊断为T细胞幼淋细胞白血病。对外周血存在克隆性B细胞,但B细胞数 $<5 \times 10^9$ / L,同时不伴有淋巴结肿大(<1.5 cm)、器官肿大、血细胞减少及其他疾病相关症状的患者,诊断为单克隆B淋巴细胞增多症(MBL)。

SLL的诊断包括:①淋巴结肿大和(或)脾大;②无骨髓浸润所致的血细胞减少;③外周血B淋巴细胞 $<5 \times 10^9$ / L;④典型的免疫表型(同CLL)。同时尽可能用组织病理学证实。

为什么需要细胞遗传学技术分析或荧光原位杂交技术(FISH)对染色体进行检测?

大约80%的CLL患者存在染色体异常，这些异常对于CLL的诊断、鉴别诊断、治疗方案的选择和预后具有重要意义。通常需要检测t(1 l;14)、t(1 Iq;v)、+12、del(1 lq)、del(13q)、del(17p)等染色体。单纯del(13q)的cLL患者预后较好、染色体正常和+12预后中等,而伴有del(1 lq)或del(17p)的患者预后差,特别是伴有del(17p)的患者预后最差。在CLL疾病发展过程中,可能产生新的遗传学异常,这对于疾病进展、复发、耐药的患者而言,在开始新的治疗前,应再次进行细胞遗传学评估。

什么是黏膜相关淋巴瘤?其有什么特点?

黏膜相关淋巴瘤(MALT)是非霍奇金淋巴瘤中边缘带淋巴瘤的一种特殊类型，通常发生于与黏膜和腺上皮有关的结外器官呈低度恶性的惰性发病过程。其占所有淋巴瘤的4%~13%。MALT淋巴瘤最常见的部位为胃肠道,占全部MALT淋巴瘤的45%~56%。其他较常见的非胃肠道部位包括肺、眼和结膜、皮肤、甲状腺和乳腺。

根据最近发表的文献获知,66%~74%的MALT患者为Ⅰ~Ⅱ期,可同时发生多部位的为11%~23%。有时可转移至远处淋巴结和其他血液系统,如骨髓、肝或脾。外周淋巴结转移极少见。MALT是一种无痛的致死率很低的恶性肿瘤,因此,对于一部分患者,仅观察即可。部分MALT经常影响患者的生活质量,因此需要及时治疗。治疗主要包括手术切除术后放疗和化疗。

胃MALT是否与幽门螺杆菌有关?

胃MALT的发生与幽门螺杆菌(HP)密切相关。文献报道,在胃镜活检或胃切除的MALT的标本中,HP阳性率达40%~100%。Nakamura发现,幽门螺杆菌的阳性率与肿瘤浸润的深浅有关,病变局限于黏膜和黏膜下层者的阳性率为 76%,而超过黏膜下层者为 48%($P < 0.001$)。低度恶性 MALT 和高度恶性 MALT 之间的感染率不同,分别为 72% 和 55%($P < 0.005$)。

▮▶ 患有胃 MALT 需要手术吗?

手术治疗长期以来都是治疗胃 MALT 的主要方式。随着胃 MALT 研究的进一步深入,越来越多的研究证据证实,化疗、放疗等保守疗法根治率及预后并不亚于手术治疗,而且治疗并发症少,患者生存质量高。目前,不支持将手术治疗作为胃 MALT 的首选治疗方法,推荐在发生大量出血、穿孔等并发症时,才实施手术。不过,对于临床上客观存在胃 MALT 伴有腹腔肿瘤浸润者,或是出现出血梗阻、穿孔等并发症的胃 MALT 患者,外科手术治疗仍应视为临床治疗的候选方法。

▮▶ 胃 MALT 应如何治疗?

研究证实,90% 以上的胃 MALT 的发生、发展与 HP 感染密切相关。早期胃 MALT 的治疗方法包括抗 HP 治疗、手术及放疗。对于 I E 期胃 MALT,若 HP 阳性则首选抗 HP 感染治疗,完全缓解(CR)率为 60% ~ 100%,平均约为 80%。大部分病例在治疗后 12 个月内获 CR,而 CR 后复发率低于 10%。目前,手术已不再是胃 MALT 的主要治疗手段,仅限于发生肿瘤合并胃穿孔、急性出血等急症情况时应用。放疗是早期胃 MALT 的主要治疗手段。胃 MALT 对放疗敏感,且放疗能保留患者胃的功能,改善其生存质量。胃 MALT 的放疗适应证主要包括抗 HP 治疗无效,HP 阴性 I E 期或 II E 期以上,或伴有 $t(11;18)(q21;q21)$ 染色体易位或转化的患者。放疗已成为 I E、II E 期胃 MALT 的根治手段之一,且多采用受累野照射,包括全胃及胃周围和区域淋巴结,剂量为 30 ~ 36 Gy。

▮▶ 根除 HP 对低度恶性胃 MALT 是有效疗法吗？

根除 HP 对低度恶性胃 MALT 是一种有效的治疗方法。现有的共识：①准确确定淋巴瘤的恶性度和分期。低度恶性胃 MALT 对抗 HP 治疗反应较好，而高度恶性胃 MALT 对抗 HP 治疗一般无反应，根除 HP 对早期胃 MALT 患者的有效率接近 75%。胃 MALT 处于ⅠE 期，抗 HP 可作为一线治疗，无须配合化疗、放疗或外科手术，但应密切随访至少 12 个月。②评价肿瘤浸润的深度和范围。胃 MALT 对抗 HP 治疗的反应因肿瘤的浸润深度不同而不同。在有淋巴结转移的胃 MALT 中，尚未见对抗 HP 治疗有效者。③密切随访给予抗 HP 治疗的患者。④迄今为止还难以确切判断抗 HP 治疗无效需要随访多长时间，但淋巴瘤完全消退多发生在抗 HP 治疗后的 7 个月内，如抗 HP 治疗 10 个月后仍无反应，则可认为抗 HP 治疗无效。淋巴瘤完全消退者，需在淋巴瘤消退后的 2 年内，每 4 个月复查 1 次。

第九章

中度侵袭性

B 细胞淋巴瘤

▐▶ 什么是中度侵袭性 B 细胞淋巴瘤？

中度侵袭性 B 细胞淋巴瘤是一类恶性肿瘤,包括套细胞淋巴瘤、弥漫大 B 细胞淋巴瘤、原发纵隔大 B 细胞淋巴瘤等亚型,其中以弥漫大 B 细胞淋巴瘤较为多见, 一般表现为体积较大的肿瘤性 B 淋巴细胞呈弥漫性增长,是成人最常见的淋巴系统肿瘤,多见于 60 岁以上老年人,也可见于中年人及儿童。套细胞淋巴瘤相对少见,占所有非霍奇金淋巴瘤的 4%~5%。

▐▶ 中度侵袭性 B 细胞淋巴瘤的发病原因是什么？

中度侵袭性弥漫大 B 细胞淋巴瘤的发病原因通常为原发性, 也可由其他种类淋巴瘤发展和转化而来。

除免疫缺陷这一重要危险因素外, 弥漫大 B 细胞淋巴瘤患者的发病原因与 EB 病毒相关。此外,丙型肝炎病毒(HCV)血清阳性、年轻时高体重和一些职业暴露已被确定为弥漫大 B 细胞淋巴瘤的危险因素。

在套细胞淋巴瘤的发病原因中,不仅染色体异位非常常见,也有免疫异常等原因的存在。

▐▶ 中度侵袭性 B 细胞淋巴瘤患者有哪些表现？

典型的弥漫大 B 细胞淋巴瘤表现为身体的淋巴结或其他部位快速生长的肿块。常常伴有发热、疲劳和盗汗。通常肿块生长迅速,可能在相应部位出现压迫症状。有时候会感到疼痛,并随着病情进展而扩散。非淋巴结的部位最常见为胃肠道,可表

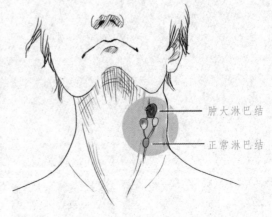

肿大淋巴结

正常淋巴结

现为梗阻、消化道出血、穿孔等。也可发生在皮肤、中枢神经系统、骨、睾丸、乳房、卵巢等位置。原发于骨髓或血液系统的淋巴瘤少见。

套细胞淋巴瘤患者可能表现为缓慢的肿大淋巴结、肝(脾)大和骨髓受累。

▎▶ 中度侵袭性 B 细胞淋巴瘤患者要进行哪些检查？

(1)肿物活检：通过肿物的活检证实肿瘤的存在，这是最重要的检查，通常通过鼻咽内镜或浅表肿物活检完成。

(2)抽血检查：包括血常规、肝功能、肾功能、电解质等。

(3)影像学检查：CT、磁共振成像(MRI)或 PET/CT 等。

(4)心电图、心脏超声检查。

以上检查仅供参考，具体要做哪些检查，请咨询临床医生。

▎▶ 中度侵袭性 B 细胞淋巴瘤患者的预后应该如何评估？

有许多因素可以影响中度侵袭性 B 细胞淋巴瘤的进展，并影响对预后的评估。一般来说，>60 岁、血清中乳酸脱氢酶指标高于正常、身体状态较差、分期为Ⅲ期或Ⅳ期、肿瘤累及超过 1 个结外部位等都是预后较差的影响因素。另外，生发中心细胞来源亚型的中度侵袭性 B 细胞淋巴瘤预后显著好于非生发中心细胞来源亚型的中度侵袭性 B 细胞淋巴瘤患者。

▎▶ 患上中度侵袭性 B 细胞淋巴瘤为什么需要治疗？

中度侵袭性 B 细胞淋巴瘤是一种恶性肿瘤，如果不治疗就会导致死亡，因此应该尽早开始治疗。其亚型弥漫大 B 细胞淋巴瘤通过治疗有希望达到治愈，而另一亚型套细胞淋巴瘤，随着多种分子靶向药物及新的治疗模式和方案的出现，整体生存率也得到了极大的提高。

▮▶中度侵袭性 B 细胞淋巴瘤患者的治疗方法有哪些？

中度侵袭性 B 细胞淋巴瘤的治疗方法有以下 4 种：

（1）免疫化学治疗：简称"免疫化疗"，通过特殊的化疗药物杀伤肿瘤细胞，是中度侵袭性 B 细胞淋巴瘤的基本治疗手段。

（2）放射治疗：简称"放疗"，通过物理射线杀伤肿瘤细胞，有少部分患者仅需要放疗就可以达到根除肿瘤的目的。

（3）手术治疗：通过手术切除肿瘤，不是中度侵袭性 B 细胞淋巴瘤的主要治疗手段，仅在某些情况下可能会用到（如肿瘤侵犯肠道）。

（4）造血干细胞移植：是一种特殊的治疗手段，在中度侵袭性 B 细胞淋巴瘤中，主要应用于复发难治的弥漫大 B 细胞淋巴瘤，而对于套细胞淋巴瘤则不适宜。

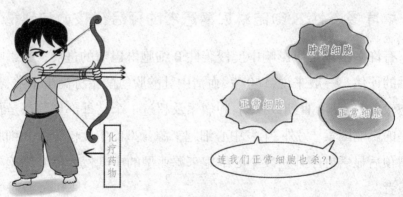

化疗药物常常"是非不清""敌我不分"

▮▶弥漫大 B 细胞淋巴瘤患者的化疗方案有哪些？

弥漫大 B 细胞淋巴瘤的具体化疗方案会参考患者年龄、IPI 评分，以及是否可耐受强化剂量方案而定。弥漫大 B 细胞淋巴瘤标准的一线化疗方案通常是利妥昔单抗＋环磷酰胺、阿霉素、长春新碱、泼尼松，并且通过增加方案的剂量密度，缩短疗程间隙时间，从而获得更好的疗效，如 R-CHOP14 方案。R-EPOCH 或 R-ACVBP 也可作为某些亚型的一线化疗方案。可供选择的二线化疗方案包括 R-DHAP、R-GDP、R-ICE 等。对于具有明显不良预后因素的初治患者(国际预后指数 IPI 的中高危组及高危组),诱导化疗达完全缓解后,实施大剂量放化疗联合自体外周血干细胞移植,可以明显提高其长期无病生存率和总生存率。对于复发的患者,移植解救比常规化疗解救会取得更好的疗效。对于不符合移植条件的患者,以铂类或吉西他滨为基础的用药方案,或者参与新药的临床试验都是可行的选择。

▌▶ 套细胞淋巴瘤患者的化疗方案有哪些?

对于套细胞淋巴瘤患者使用 CHOP 方案,目前化疗效果尚不理想,只有少数患者达到完全缓解。加强的联合化疗方案（如 R-HyperC VAD/MTX-AraC、R-CHOP/R-DHAP 等方案）伴随自体或异基因骨髓移植常常适用于年轻患者。多个国际临床试验已显示,联合应用利妥昔单抗和化疗有更好的临床结果。目前,推荐含有利妥昔单抗和高剂量阿糖胞苷的加强免疫化疗方案作为 65 岁以下患者的一线治疗方案。而超过 65 岁的患者则推荐使用 R-CHOP、VR-CAP、BR、R-BAC 等免疫化疗方案作为一线治疗方案。对年轻患者,考虑将造血干细胞移植作为一线巩固治疗。对全年龄段患者,推荐利妥昔单抗作为维持治疗。而许多新型靶向药物, 如 BTK 抑制剂伊布替尼等对套细胞淋巴瘤已显现出初步的疗效,也可作为二线治疗方案。

▌▶ 中度侵袭性 B 细胞淋巴瘤患者化疗后应注意什么?

中度侵袭性 B 细胞淋巴瘤患者化疗后应注意以下几方面:

(1)骨髓抑制:化疗后,患者血液中的血红蛋白、白细胞、粒细胞、血小板等都低于正常的范围,这些可以通过给予相应的升白针、升血小板针等治疗促进提高。

(2)消化道反应:患者会出现食欲减退、恶心、呕吐、腹泻等症状,有的患者甚至会持续 1 周以上。这时,应鼓励患者多食高营养、易消化饮食,禁油腻及刺激性食物。腹泻时,还应注意补充水分。进食少者,可通过静脉补充营养,及时给予止吐、止泻等对症治疗,促进患者尽快恢复。

(3)口腔溃疡:患者用生理盐水含漱,或是使用贯新克水剂(复合维生素B溶液)外喷溃疡处,一般愈合良好。

(4)肝肾损伤:化疗后出现转氨酶升高,可服用护肝药,如多烯磷脂酰胆碱、还原型谷胱甘肽片等。同时,要多饮水,多吃新鲜蔬菜和水果(碱性食品)。

化疗后还会出现其他不良反应,如患者周身疲乏无力、精神萎靡、出虚汗、嗜睡等。另外,免疫功能会大幅下降。若是患者体质比较好,一旦化疗停止给药,在短时间内,这些不良反应就会自行消失。

▶ 用自体造血干细胞移植治疗中度侵袭性 B 细胞淋巴瘤患者有哪些价值?

自体造血干细胞移植(Auto-HSCT)联合大剂量化疗可以大幅度提高化学药物对肿瘤细胞的杀伤作用,针对移植前已达完全缓解的高危病例,Auto-HSCT 显示了一定的临床价值。目前,对晚期、复发性和难治性弥漫大 B 细胞淋巴瘤和套细胞淋巴瘤患者,其或许能改善疗效,提高远期生存率。

▶ 在中度侵袭性 B 细胞淋巴瘤患者的治疗过程中,在饮食方面还应要注意什么?

在中度侵袭性 B 细胞淋巴瘤患者的治疗过程中,增进食欲、加强营养对肿瘤患者的康复十分重要。特别要注意营养合理,食物尽量做到多样化,多吃高蛋白、富含维生素、低动物脂肪、易消化的食物及新鲜水果、蔬菜,不吃陈旧变质或刺激性的东西,少吃熏、烤、腌泡、油炸和过咸的食物。另外,还要注意主食的粗细粮搭配,以保证营养平衡。富有营养的食物种类繁多,除大米、小麦、小米、大豆等外,鸡肉、羊肉和牛肉是补气的食物,体虚的肿瘤患者也可食用。鸭肉、鳖、鲫鱼和鲳鱼是补益健脾的食物,海参、海蜇、鲍鱼、海带、荸荠、菱角能软坚散结,木耳、猴头蘑、香菇、金针菇等多种食用蘑菇都具有一定的抗癌作用。尤其是香菇的营养价值超过所有蘑菇,不仅含有钙、铜、铁、锰等微量元素,还含有多种糖和酶,能提高人体免疫力。黄豆、卷心菜和大白菜均含有丰富的微量元素钼,西红柿、胡萝卜、空心菜和大枣含有丰富的维生素 A、B、C 等,其中空心菜营养价值最大,其含有多种维生素,含量超过番茄数倍。

在化疗全程中, 没有足够的营养保证, 是不能顺利实施治疗计划的。因而,无论在医院还是在家,饮食护理都不可忽视。

选择食物的原则是高热量、高维生素、低脂肪的清淡食物。注意增加调味,如甜、酸味等可刺激食欲,减少化疗所致的恶心、呕吐和食欲不振情况发生。

可以常食番茄炒鸡蛋、山楂炖瘦肉、黄芪羊肉汤和虫草烧牛肉,还有鲜蜂王浆、木耳、猴头蘑、鸡肫等,这些食物既补气又补血健胃,不仅能减少反应,还能提高疗效。在食补时,除注意化疗患者的常规饮食原则外,还要根据患者的体质及所用的化疗药物来区别选择食物。

化疗是肿瘤治疗的一个有效手段,但几乎所有的化疗药物都会引起患者不同程度的食欲缺乏、恶心、呕吐等,从而削弱患者的营养状况。合理的饮食能预防和减少因治疗带来的体重减轻和营养不良。

▶▶ 中度侵袭性 B 细胞淋巴瘤患者治疗结束后应注意什么?

如果患者已经完成治疗周期(包括化疗、放疗、干细胞移植等),经过评估,肿瘤已达到完全缓解,就可进入观察期。观察期内,患者应定期回医院复查,半年内应每 1~2 个月复查 1 次,之后的半年到 2 年,可以 2~3 个月复查 1 次。治疗结束 2 年后,患者可以 3~6 个月复查 1 次,之后可以半年至 1 年复查 1 次。弥漫大 B 细胞淋巴瘤患者,如果 5 年内没有复发,基本可以认为肿瘤已经治愈。套细胞淋巴瘤患者,目前基本认为是一种非可根治的肿瘤,后期复发的可能性比较大,因此随访是很重要的。

第十章 ◀▌

高度侵袭性
淋巴瘤

▮▶ 什么是伯基特淋巴瘤？

伯基特淋巴瘤是一种高度侵袭性淋巴瘤，肿瘤细胞的倍增时间仅需 24~48 小时，所以病情发展速度极快。20 世纪中期，外科医生 Denis Burkitt 在非洲坎帕拉工作时，发现该地区存在主要累及颌部的恶性肿瘤，并常见于儿童。其对这种恶性肿瘤进行了详细报道，后人将该肿瘤命名为"伯基特淋巴瘤"。随后的研究表明，伯基特淋巴瘤可分为地方性、散发性和免疫缺陷相关性 3 种类型。尽管这 3 种类型在组织学上相同，临床行为也相似，但在流行病学、临床表现和遗传特征上，三者之间却存在差异。流行病学数据显示，伯基特淋巴瘤是儿童最常见的非霍奇金淋巴瘤；其在成人中相对发病较少，只占所有淋巴瘤的 1%~2%。

▮▶ 为什么会患上伯基特淋巴瘤？

伯基特淋巴瘤的瘤细胞本身来源于生发中心 B 淋巴细胞。研究证实，淋巴细胞之所以会发生恶变，是因为细胞内染色体发生了位置的改变：MYC 原癌基因所在的 8 号染色体同免疫球蛋白基因所在的 14 号、22 号或者 2 号染色体，本来"井水不犯河水"，但在多种因素的作用下使得不同染色体的某些部分发生了重新组合，从而导致 MYC 原癌基因编码的蛋白转录因子不可控地持续表达，促进了 B 淋巴细胞生长、分裂及永生化，变成了伯基特淋巴瘤细胞。

是什么原因引起了这种染色体位置的变化呢？研究提示，EB 病毒慢性感染、HIV 病毒等感染性因素可能在这一过程中起到了作用，个人遗传特性、环境中的物理和化学因素等理论上也可能成为致瘤机制。但事实上这个问题并没有肯定的答案，所以不用恐惧莫名的"手机、电脑辐射"，不用因此拒绝海鲜、牛羊肉等所谓的"发物"，也不用对 EB 病毒感染谈之色变。

▮▶ 伯基特淋巴瘤有哪些临床表现？

伯基特淋巴瘤可分为地方性、散发性和免疫缺陷相关性 3 种类型，各型之间临床表现尽管有重叠，但各有独特的临床特征。

地方性伯基特淋巴瘤最常见于非洲赤道地区儿童。在乌干达，伯基特淋巴瘤几乎占儿童恶性肿瘤的一半，发病年龄为4~7岁，男女比为2：1。常累及颌骨和面部骨（眼眶），局部生长，瘤组织呈鱼肉状，伴出血坏死，可侵袭并破坏周围组织而形成畸形，也可累及回肠、盲肠、卵巢、乳腺、中枢神经系统等，肺、长骨及脑受累少见，约20%侵犯淋巴结。EBV感染几乎见于所有患者。

散发性伯基特淋巴瘤发病率低，仅占全部成人淋巴瘤的1%~2%，主要发生在儿童和青少年中。成人发病年龄平均为30岁，男性多于女性。患者常表现为腹部肿块，腹部病变通常累及肠道或腹腔内淋巴结，亦可累及肾、胰、肝、脾、乳腺或卵巢。其症状包括腹痛、恶心、呕吐、肠梗阻、胃肠出血，或类似于急性阑尾炎或肠套叠的症状。在成人中，淋巴结累及比儿童更为常见，可表现为恶性胸膜渗出或腹水；少数患者发病时，以全身骨髓受累为主，表现为急性淋巴细胞白血病。

免疫缺陷相关性伯基特淋巴瘤常见于人类免疫缺陷病毒（HIV）感染的患者，也可发生于异基因移植的受体和先天性免疫缺陷的个体。免疫缺陷相关性伯基特淋巴瘤患者的临床表现，通常伴有与潜在免疫缺陷相关的体征或症状（如艾滋病、先天性免疫缺陷、造血或实体器官移植所致的获得性免疫缺陷）。淋巴瘤通常累及淋巴结、骨髓和中枢神经系统。

▒▶ 怎样诊断伯基特淋巴瘤？

淋巴瘤的诊断必须依赖于病理活检，通过细胞形态学特征、免疫表型和遗传学特征来帮助明确诊断和鉴别诊断。所以，为了诊断淋巴瘤，如果患者有可以触摸到的肿大淋巴结，推荐淋巴结切除或切取活检，不要为了"希望创伤小"而采取细针抽吸或空芯针穿刺活检的方式，因为这样会影响准确诊断，更会耽误宝贵的诊治时机。如果没有典型的淋巴结，肿瘤主要累及的是淋巴结外器官（如肺、结肠、睾丸、乳腺等），则由医生根据实际情况，通过手术或穿刺的方式取得肿瘤组织后再进行病理评估。通常，取得病理标本后，病理医生需要 3~5 个工作日的时间做出诊断。如果病情复杂，则可能需要更多的时间做深入分析，甚至重新活检。

伯基特淋巴瘤的病理诊断是一个复杂的专业问题，对于不从事淋巴瘤血液疾病的肿瘤医生是较难理解的，普通人读之更如天书。其组织学显示单形态、中等大小的细胞，细胞质嗜碱性，增殖分数极高，Ki-67阳性分数接近 100%，具有成熟 B 细胞淋巴瘤常见的免疫表型，细胞遗传学分析显示 8 号染色体上的 MYC 基因易位。

▶▶ 如果确诊为伯基特淋巴瘤，患者还需要做哪些检查？

确诊伯基特淋巴瘤后，患者需要完成以下几个方面的检查（因为伯基特淋巴瘤发展速度很快，最好能尽快开始治疗，所以在实际临床工作中，如初步诊断高度恶性淋巴瘤，在完成病理诊断的同时，就要开始以下的检查，要尽早完成检查并开始治疗）：

（1）评估肿瘤累及范围的检查，包括全身的影像学检查（推荐全身 PET/CT，或者全身 CT 平扫 + 增强）、颅脑 MRI 平扫 + 增强、骨髓穿刺检查和腰穿脑脊液检查。

（2）身体基础功能的检查，包括常规的全血细胞计数、全套血生化检查（含肝肾功能、乳酸脱氢酶、尿酸等）、心电图等。伯基特淋巴瘤常与 HIV 相关，因此，在初始治疗前，还应做 HIV 血清学检查。同时，治疗过程中容易导致乙肝病毒携带者的 HBV 激活，因而首诊时，HBV 血清学检查也是必需的。

▶▶ 伯基特淋巴瘤是如何分期的？

伯基特淋巴瘤常有结外受累，因此，用于临床分期的方案有多种。成人临床分期常采用 Lugano 会议修订的 Ann Arbor 分期，如下表所示。

Ann Arbor 分期

分期	定义
Ⅰ	累及单个淋巴结区域（Ⅰ）或单个结外部位（ⅠE）
Ⅱ	累及 2 个或 2 个以上淋巴结区域，但均在膈肌的同侧（Ⅱ），可伴有同侧的局限性结外器官受累（ⅡE）
Ⅲ	膈肌上下淋巴结区域均有受累（Ⅲ） 膈肌上淋巴结区域受累+脾脏受累
Ⅳ	在淋巴结、脾脏和咽淋巴环之外，1 个或多个结外器官或组织受广泛受累，伴有或伴有淋巴结肿大等

▮▶ 伯基特淋巴瘤可以治愈吗？

尽管伯基特淋巴瘤是高度侵袭性淋巴瘤，但它也是有希望通过全身化疗治愈的淋巴瘤之一。其总体 5 年生存率约为 60%，其中局限期的患者治愈率则高达 90%。一般广泛期患者的预后相对较差，但其治愈率也在 50% 左右。

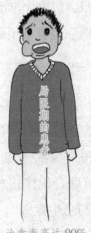 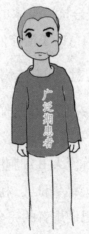

治愈率高达 90%　　　　治愈率在 50% 左右

▮▶ 伯基特淋巴瘤如何治疗？

伯基特淋巴瘤的治疗以免疫化疗为基础，包括全身治疗和中枢神经系统预防治疗两方面。手术在治疗伯基特淋巴瘤中的作用非常有限，仅在治疗前诊断和胃肠道伯基特淋巴瘤全身治疗过程中出现合并瘘、穿孔、出血等并发症时才应用。因为伯基特淋巴瘤发病时瘤负荷高,增殖迅速,有发生肿瘤崩解综合征的风险,在初始治疗时,还需要加强水化、碱化、减瘤等积极的支持治疗来预防肿瘤崩解。

▶ 伯基特淋巴瘤患者的化疗方案有哪些?

成人伯基特淋巴瘤采用常规的 R-CHOP 方案疗效差,目前伯基特淋巴瘤的全身化疗需要采用短疗程、高密度和高剂量的多药联合化疗方案,并且需要联合中枢神经系统预防治疗。常用的化疗方案有 CODOX-M/IVAC+R、剂量调整的 EPOCH+R、Hyper CVAD/MA+R 等诱导化疗方案。

一线诱导化疗后未取得完全缓解的患者,目前尚没有标准的挽救治疗方案,建议参加临床试验或个体化治疗,还可进行姑息性放疗。对复发、难治性的患者可考虑造血干细胞移植或接受临床试验,或者个体化治疗。近年来,自体嵌合抗原受体 T 细胞(CAR-T)治疗难治、复发性 B 细胞淋巴瘤取得了成功,CAR-T 治疗伯基特淋巴瘤也有多项研究正在进行。

▶ 利妥昔单抗对伯基特淋巴瘤患者的治疗有效吗?

利妥昔单抗是一种人鼠嵌合的单克隆抗体,该抗体与贯通 B 细胞膜的 CD20 抗原结合,引发 B 细胞溶解的免疫反应。利妥昔单抗联合化疗的方案已经成为包括弥漫大 B 细胞淋巴瘤在内的多种 B 细胞淋巴瘤的标准治疗方案。临床研究结果证实,利妥昔单抗联合化疗相对于单纯化疗,可明显提高伯基特淋巴瘤患者的完全缓解率与总生存率。

▶ 如果并发 HIV 感染,伯基特淋巴瘤患者的治疗方案会有不同吗?

对于并发 HIV 感染的患者,需要兼顾 HIV 感染带来的免疫抑制、感染风险增加等。研究表明,在充分的支持治疗下,联合针对 HIV 的高强度抗反转录病毒治疗(HAART),对这些患者采用与免疫功能正常患者相同的治疗方案,可以取得近似的疗效。

伯基特淋巴瘤患者化疗过程中常见的不良反应及并发症有哪些?

(1)骨髓抑制是主要且常见的并发症。在癌症治疗期间可发生一种或多种血细胞减少,还可发生异常红细胞数降低(贫血)、白细胞数降低(中性粒细胞减少症或白细胞减少症)或血小板数降低(血小板减少症)。通常,血细胞减少症不需治疗,但如果贫血严重,就要输注浓缩红细胞。同样,如果血小板减少症严重,就要输入血小板来降低出血风险。若白细胞降低、中性粒细胞减少,就有发生感染的高危风险,这也是其作为急症处理的原因。一般不建议输入白细胞,因为其仅存活几小时并产生很多不良反应。

(2)大剂量甲氨蝶呤的应用与黏膜炎及肾功能损伤的发生明显相关,这时可常规应用亚叶酸钙以减轻不良反应并提高疗效;也可服用复合维生素 B、维生素 B_2 等,以减轻这种不良反应。

(3)重要器官毒性反应包括肝脏损伤、肾脏损伤、严重心肌损伤等,因此,在化疗前及化疗期间要进行全面检查。

(4)消化道反应如恶心和呕吐,通常用药物(止吐药)预防或缓解。

(5)肿瘤溶解综合征(TLS)是一种威胁生命的肿瘤急症,可发生于任何肿瘤细胞增殖速度快、增殖率高、肿瘤负荷大,以及对化疗、放疗高度敏感并经治疗后肿瘤细胞大量死亡的患者。其临床表现为恶心、呕吐、呼吸短促、心率不齐、尿少、尿液混浊、嗜睡、关节不适等。症状严重可导致急性肾衰竭、心律失常、癫痫和肌肉失控,甚至死亡。

哪些因素提示伯基特淋巴瘤患者的预后不良?

伯基特淋巴瘤属于对化疗非常敏感的非霍奇金淋巴瘤,是有可能被化疗治愈的肿瘤。散发区发病、成人患者、病理分期晚、血清乳酸脱氢酶高、骨髓受累和 HIV 阳性为其不良预后因素。以前,相对于儿童患者,成人患者的预后较差,但改进化疗方案后,成人患者与儿童患者已无明显差别。一般认为,典型伯基特淋巴瘤患者的预后好于非典型伯基特淋巴瘤患者。

▌▶ 对伯基特淋巴瘤患者治疗结束后如何随访？

因为伯基特淋巴瘤具有复发的风险,所以在完成所有治疗且肿瘤完全消失后,仍然需要定期随访。完全缓解后的随访,在第 1 年为每 2~3 个月 1 次,第 2 年为每 3 个月 1 次,之后为每 6 个月 1 次。在诱导治疗达到完全缓解 2 年后,伯基特淋巴瘤患者复发比较罕见,因此,应根据患者的不同情况进行个体化随访。

▌▶ 前体淋巴母细胞淋巴瘤是如何分类的？

前体淋巴母细胞淋巴瘤(简称"淋巴母细胞淋巴瘤",LBL),为不成熟前体淋巴细胞来源的高侵袭性非霍奇金淋巴瘤。LBL 可以分为 B 细胞淋巴母细胞淋巴瘤（B-LBL）和 T 细胞淋巴母细胞淋巴瘤(T-LBL)两类,其中 B-LBL 约占 20%,T-LBL 约占 80%。B-LBL 约有 75% 的病例发生于 6 岁以下的儿童。T-LBL 好发于儿童和年轻人,其中约一半的患儿在 10 岁以上。

▌▶ LBL 与急性淋巴细胞白血病是一种疾病吗？

由于淋巴母细胞淋巴瘤与急性淋巴细胞白血病(ALL)在细胞形态学、免疫表型、基因型、细胞遗传学等生物学特征和临床表现及预后相似,所以两者被认为是具有不同临床表现和属于不同发展阶段的同一种疾病。WHO 将其归入同一类疾病,其中将骨髓中幼稚淋巴细胞比例<25% 的定义为 LBL，而将幼稚淋巴细胞比例>25% 的定义为 ALL。

▌▶ LBL 或 ALL 的病因是什么？

当正常人体免疫功能下降或紊乱时，正常细胞发生非限制性增殖且会导致肿瘤发生。随之而来的染色体数目和结构的改变，导致基因的异常表达，干扰正常细胞的分化、增殖和存活，进而促进肿瘤的发展。人体造血功能可以保持正常状态得益于基因、细胞因子的调控，如果某些致病因素扰乱了正常造血过程，就会发生造血异常性病变。而当淋巴细胞的发育受阻于淋巴祖细胞阶段并表现为克隆性恶性增殖时，肿瘤的发生和发展及病变就会成为 LBL 或 ALL 的病因。

▌▶ B-LBL 和 T-LBL 有什么临床表现？

B-LBL 的发病年龄较 T-LBL 稍大，临床表现为淋巴结肿大，最常见的受累部位有皮肤和骨。常无纵隔和骨髓受累；皮肤受累常以累及头皮和颈部皮肤为特征；骨受累可以骨痛和病理性骨折为首发症状，受累骨以股骨多见。骨髓和外周血浸润可能存在，但是通常母细胞<25%。

T-LBL 主要表现为纵隔（胸腺）病变，生长迅速，因压迫气管、食管、上腔静脉而出现呼吸窘迫、胸腔积液和上肢水肿等症状。淋巴结病变以颈部、腋下和锁骨上淋巴结多见。约50%的患者在就诊时已有骨髓累及，20%的患者有中枢神经系统累及。如果疾病进展，累及骨髓和外周血，将最终发展成 T-ALL，成为疾病发展的终末期。

▌▶ 如何诊断 LBL？

LBL 的诊断必须依赖于病理活检、细胞形态学特征、免疫表型和遗传学特点。同时需结合临床特征及影像学检查。检查推荐淋巴结切除或切取活检，单独细针抽吸或空芯针活检不宜作为初始诊断的依据，骨髓涂片及活检必不可少。免疫分型是鉴别前体 B 细胞 LBL 和 T 细胞 LBL 的必要手段。除免疫表型外，常规或 FISH 细胞遗传学检测可用于涉及 MYC 重排、t(8;14)或涉及 MYC 的变异型，以及导致 BCR-ABL1 融合基因(Ph 染色体)的 t(9；22)。

LBL 初步诊断性检查有哪些？

LBL 初步诊断性检查包括详细的体检（特别注意带有淋巴结的区域、肝脏和脾脏），胸部、腹部和盆腔 CT 扫描，以及颅脑 MRI 检查，骨髓穿刺、活检、流式细胞术检测脑脊液和腰椎穿刺也是必不可少的。如果治疗计划中包括蒽环类药物，推荐在治疗前使用 MUGA 扫描或超声心动图评估心脏功能。因为免疫化疗带来的病毒有再被激活的风险，所以治疗前需要进行病毒性肝炎相关检测。

LBL 是如何分期的？

目前，LBL 多采用 St Jude 分期系统，具体分期如下表所示。

St Jude 分期

分期	定义
I	单个结外病灶或单个区域淋巴结(不包括纵隔或腹部)
II	单个结外病灶伴局部淋巴结受累 2 个单发的结外病灶(横膈同侧)伴或不伴区域淋巴结受累 原发胃肠道病灶伴或不伴肠系膜淋巴结受累
II R	腹部肿瘤手术已完全切除
III	横膈不同侧 2 个单发结外病灶 横膈不同侧 2 个或 2 个以上淋巴结区域 所有原发于胸腔内的病灶(纵隔、胸膜和胸腺) 所有原发于腹腔内的弥漫性病变,所有原发于脊柱旁或硬脑膜外的病灶
III A	局部但不可切除的腹部肿物
III B	腹部多个器官广泛转移
IV	以上任何一条伴初发时中枢神经系统或骨髓(<25%)受累

LBL 如何治疗？

LBL 的治疗原则以化疗为主。LBL 的治疗采用高危 ALL 的治疗策略,通常由几个阶段的治疗组成,包括诱导、巩固 / 强化和维持治疗。诱导化疗常用蒽环类药物、环磷酰胺、长春新碱、泼尼松、门冬酰胺酶、阿糖胞苷等,同时给予中枢神经系统预防治疗(如鞘内注射甲氨蝶呤、全身应用大剂量甲氨蝶呤联合亚叶酸钙解救及中枢神经系统的放疗)。完全缓解后,给予巩固化疗并应用甲氨蝶呤、巯嘌呤(6- 巯基嘌呤)、长春新碱、泼尼松等药进行维持治疗,总疗程为 2～3 年。高危患者可进行大剂量化疗 / 放疗联合自体或异体造血干细胞移植。

▮▶ LBL 复发如何治疗?

对于复发的 LBL 患者,总体预后较差,目前尚无统一推荐的标准治疗, 现有诊治推荐鼓励患者加入临床试验。对于非临床试验患者的治疗,应请 LBL 治疗专家会诊,更换联合化疗方案再诱导或异基因 SCT,个体化选择最合适的治疗。

▮▶ 哪些指标与 LBL 预后有关?

LBL 预后与多种因素有关,如年龄 >30 岁,LDH 升高,骨髓、CNS、淋巴结外浸润,Ⅳ期病程,以及 B 细胞症状等。此外,治疗反应也是重要的预后指标。研究数据表明,BFM-90 方案的长期无病生存率可达 90%。大剂量化疗和造血干细胞移植可能是延长生存期的关键,尤其是对于有不良预后因素的高危患者。在第一次完全缓解期后进行自体造血干细胞移植,可获得 60%~77% 的无病生存率。

第十一章

NK/T 细胞淋巴瘤

▋▶ 什么是 NK/T 细胞淋巴瘤？

NK/T 细胞淋巴瘤是一种恶性肿瘤，属于非霍奇金淋巴瘤(NHL)的一种少见类型，在亚洲尤其是中国人群中尤为多见，多与 EB 病毒感染有关。

▋▶ NK/T 细胞淋巴瘤危险吗？

NK/T 细胞淋巴瘤的恶性度很高，通常临床进展较快，如果不治疗将危及患者生命。但若能早期发现且及时就诊，仍有部分患者有机会获得治愈。

▋▶ NK/T 细胞淋巴瘤患者有哪些症状？

(1)鼻梁、眼眶、面颊部突起肿物，可伴有疼痛感。

(2)鼻中隔、鼻梁、口腔内(硬腭)穿孔、面部皮肤破溃和穿孔等。

(3)鼻塞、流涕、鼻出血等。

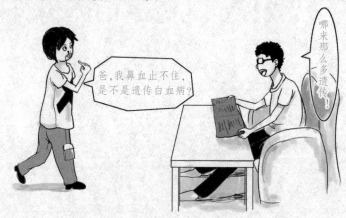

(4)发热，可达 39℃以上，反复出现，有时可自行退烧。

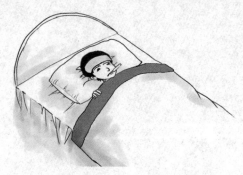

（5）耳鸣，声音嘶哑。

（6）咽喉疼痛，吞咽食物时有不舒服的感觉。

（7）皮肤结节、肿块、溃疡、红斑等。

（8）腹痛，大便习惯改变，发现肠道有肿物。

▶ NK/T 细胞淋巴瘤患者要进行哪些检查？

（1）肿物活检：通过肿物的活检证实肿瘤的存在，这是最重要的检查，通常是通过鼻咽内镜完成的。

（2）抽血检查：包括 EB 病毒 DNA 拷贝数、血常规、肝功能、肾功能、电解质和其他。

（3）影像学检查：CT、磁共振成像（MRI）、PET/CT 等。

（4）心电图和心脏超声检查。

以上检查仅供参考，具体的检查项目，请咨询医生后再进行。

▶ 患 NK/T 细胞淋巴瘤需要治疗吗？

NK/T 细胞淋巴瘤本身是一种恶性肿瘤，如果不治疗会导致死亡，应该尽早开始治疗。

NK/T 细胞淋巴瘤的治疗效果差异很大，应根据肿瘤的严重程度进行评估。如果肿瘤分期为早期，而且不伴有高危因素，治愈的可能性很大（可以达到 80% 以上）。

▶ NK/T 细胞淋巴瘤的治疗方式有哪些？

化疗：通过特殊的细胞毒化学药物治疗，杀伤肿瘤细胞，其是 NK/T 细胞淋巴瘤的基本治疗手段。

放疗：通过物理射线照射杀伤肿瘤细胞。放疗联合化疗是早期NK/T 细胞淋巴瘤的主要治疗手段。

手术治疗：手术切除肿瘤不是 NK/T 细胞淋巴瘤的主要治疗手段，仅用于需要活检取组织以明确诊断时；或者特殊情况，如肿瘤侵犯肠道并出现消化道大出血危及生命时。

造血干细胞移植：是一种特殊的治疗手段，并不常规使用，主要应用在高危淋巴瘤患者中。

免疫治疗：免疫治疗（PD-1、PD 单抗）是近年来 NK/T 细胞淋巴瘤治疗的重大进展，甚至有一部分患者可以通过免疫治疗达到完全缓解。

▮▮▶ NK/T 细胞淋巴瘤患者的治疗周期是多长？

NK/T 细胞淋巴瘤患者的治疗周期长短不一，根据具体情况而定（具体方案请咨询医生）。以最常见的情况为例，如患者分期为早期，需要至少 3 个疗程的 P-GEMOX（培门冬酶＋吉西他滨＋草酸铂）方案化疗，化疗需要 2~3 个月，然后进行鼻咽部的放疗，放疗需要 1~2 个月。如果肿瘤完全缓解，可进入观察期。如患者分期为晚期，需要约 6 个疗程的化疗。如果化疗后有肿瘤残留，必要时应进行放疗。

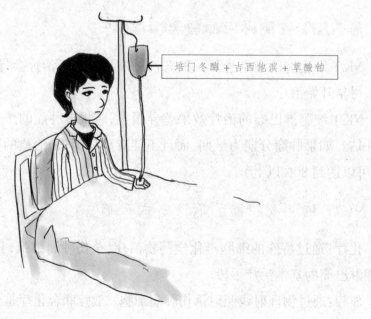

培门冬酶＋吉西他滨＋草酸铂

第十二章

T 细胞淋巴瘤

▌▶ 什么是 T 细胞淋巴瘤?

首先,我们要知道什么是 T 细胞。T 细胞是淋巴细胞中的一大分类,它发源于骨髓淋巴干细胞,在人体胸腺中发育成熟后,通过血液、淋巴循环分布到全身各免疫组织器官中发挥免疫监视、辅助、清除等多种功能,所以 T 细胞的全称为"胸腺依赖性淋巴细胞"。在内因和外环境的共同作用下,T 细胞的遗传物质发生了变异,导致 T 细胞获得了不受控制的"无限"增殖能力,此时 T 细胞就会由正常细胞转化为恶性细胞,最终形成 T 细胞淋巴瘤。

T 细胞从发育到成熟的不同阶段都可能发生恶性转化,因而发展成为对应的不同亚型的 T 细胞淋巴瘤。

总体而言,T 细胞淋巴瘤是淋巴造血系统恶性肿瘤中的一类,属于非霍奇金淋巴瘤,占非霍奇金淋巴瘤的 10%~15%,是一大类包括不同亚型的异质性恶性疾病。不同亚型的 T 细胞淋巴瘤的临床表现、病理特征、治疗模式和治疗效果,既有差别又有一定的相似性。有些进程缓慢,预后良好;有些病情重,发展快,预后差。因此,在治疗前,需要仔细鉴别具体的亚型,才能精准治疗,取得最佳疗效。

▌▶ 在什么情况下要警惕自己患上 T 细胞淋巴瘤?

很多时候淋巴瘤在起病之初常被人们所忽视,部分原因是淋巴瘤症状常常没有特别表现,而且常常是潜伏而隐匿的,或者表现较轻,时好时坏,让人放松了警惕。

在日常生活中,什么"信号"出现我们要警惕自己有患上 T 细胞淋巴瘤的可能呢?

T 细胞淋巴瘤可能出现"全身"症状,具体有发热和体重减轻,被称为淋巴瘤的"B 症状"。这两个症状的准确定义是:不明原因的发热反复 3 次,体温超过 38℃;不明原因的体重减轻,半年内降低超过原体重的 10%。但是,由于这两个症状均非特异性表现,所以一般可单独作为淋巴瘤诊断的依据。

T 细胞淋巴瘤最常见的表现仍然是淋巴结肿大。在躺下或者洗澡时，可以自我体检,定期摸一摸颈部、腋窝、腹股沟,一旦有浅表淋巴结出现,无痛且进行性肿大就需要警惕。

但是淋巴结肿大本身并不是淋巴瘤特有的症状,更多的时候,如果摸到自己颈部有一个肿大的淋巴结,通常是由于感染引起的,如感冒、牙痛、口腔溃疡和慢性咽炎。如果肿大的淋巴结经久不消退,甚至越来越大,这时候就需要到医院找医生看看,由医生决定是继续观察还是进行淋巴结活检明确诊断。

▮▶ 什么原因导致 T 细胞淋巴瘤的发生?

这是患者和家属经常纠结的问题: 究竟是什么原因导致淋巴瘤的发生? 限于目前的医疗水平,具体的病因仍不得而知,可能涉及基因突变、病毒感染、理化因素、免疫功能紊乱等诸多方面。但是,常见的实体肿瘤高危因素,如吸烟、喝酒、饮食、肥胖、既往外伤史等都与 T 细胞淋巴瘤无明显相关性。

目前,比较明确的发病原因是同免疫功能紊乱相关。在免疫系统先天性或获得性缺陷,以及免疫细胞受到慢性刺激时,均可能使淋巴瘤患病风险增加。有证据证实,乳糜泻和银屑病患者更容易发生 T 细胞淋巴瘤。然而,同样是自身免疫性疾病的风湿性关节炎和炎症性心脏瓣膜病患者,却没有发现类似情况。这提示淋巴瘤发生机制的复杂性远超过目前人类的认知。

一些研究还证实,病毒和 T 细胞淋巴瘤有相关性,如嗜人 T 淋巴细胞病毒 1 型(HTLV-1)与一种少见的高侵袭性的 T 淋巴细胞淋巴瘤有密切关系。

▮▶ T 淋巴母细胞淋巴瘤有什么特点?

T 淋巴母细胞淋巴瘤(T-LBL)在前体淋巴母细胞淋巴瘤中约占80%,

目前认为 T-LBL 和急性 T 细胞白血病(T-ALL)是同一类疾病的不同发展阶段。T-LBL 以儿童多见,亦见于年轻人,属于高度侵袭性淋巴瘤,疾病发展迅速。多表现为纵隔大肿块,可伴有胸腔积液,常伴有骨髓受侵。治疗往往采用高强度化疗,如 BFM90 方案,辅以维持治疗和中枢预防。在强诱导治疗结束后,需要定期强化治疗,总体治疗时间为 1.5~2 年。近年来,由于化疗方案的改进,其远期生存已较以往大大改善。

▶ T 细胞大颗粒淋巴细胞性白血病和慢性 NK 细胞白血病有什么特点?

T 细胞大颗粒淋巴细胞性白血病和慢性 NK 细胞白血病都属于大颗粒性淋巴细胞白血病,其中的 T 细胞大颗粒淋巴细胞白血病占该病的 85%,而慢性 NK 细胞白血病只占该病的 15%。T 细胞大颗粒淋巴细胞性白血病和慢性 NK 细胞白血病的生物学行为相似,进程缓慢,通常不需要特别治疗。常见的临床表现为血细胞计数降低,其中以中性粒细胞受影响最显著,因此常常发生感染。脾大常见,有时也可有肝大,还可伴有骨髓受侵。这类疾病与类风湿性关节炎及其他自身免疫性疾病相关。

▶ 什么是肠病相关 T 细胞淋巴瘤?

肠病相关 T 细胞淋巴瘤是一类发生于小肠的 T 细胞淋巴瘤,发病率低,但病程进展快,多见于成人,常伴有谷蛋白敏感性肠病的基础疾病。有时,在出现谷蛋白敏感性肠病之前就已诊断本病。其症状常表现为腹痛、肠出血、肠梗阻等。

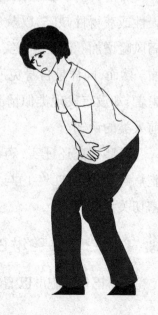

▦▶ 肝脾 T 细胞淋巴瘤有什么特点？

肝脾 T 细胞淋巴瘤是一类发病率低但侵袭性强的淋巴瘤，典型表现为肝(脾)大，骨髓受侵常见，血细胞计数减少，淋巴结通常并不肿大。其他类型的 T 细胞淋巴瘤在细胞表面常表达 α/β 受体，而肝脾 T 细胞淋巴瘤的异常淋巴细胞表面则表达 γ/δ 受体，可用流式细胞仪加以区分。此型淋巴瘤治疗困难，常对化疗抗拒。

▦▶ 外周 T 细胞淋巴瘤有什么特点？

外周 T 细胞淋巴瘤(PTL)与来自中枢 T 细胞(胸腺细胞)的淋巴瘤为起源于外周 T 细胞的肿瘤的总称，分为特殊类型和非特殊类型(PTL-U)。PTL-U 实际上是一类包括所有无法归入特殊类型的 T 细胞淋巴瘤，在我国发病率高于西方国家，60 岁以上人群高发，常伴 TCR 基因重排，多见于成人，主要累及全身淋巴结，常伴骨髓浸润，皮疹常见。

▦▶ 间变大细胞淋巴瘤有什么特点？

间变大细胞淋巴瘤(ALCL)是一种少见疾病，在 NHL 中 <5%，占所有 T 细胞淋巴瘤的 8%~10%。ALCL 常表现为两种不同临床综合征：原发皮肤 ALCL(PCALCL)及系统性 ALCL，两者在自然病程、治疗反应及预后上存在很大差异。部分系统性 ALCL 病理诊断易混淆，部分病例表现为纵隔大肿块，病变由 CD30 阳性的 R-S 细胞组成，且伴周围硬化及炎症，易与经典霍奇金淋巴瘤混淆。在 WHO-EORTC 分类中，PCALCL 被归于皮肤 CD30 阳性淋巴增殖性疾病。其临床表现为惰性进程，85% 以上的患者可以获得 10 年生存，10%~15% 的患者因皮肤区域引流淋巴结受累而进展为系统性 ALCL。PCALCL 的治疗主要以局部放疗或切除为主，难治患者可应用低剂量甲氨蝶呤化疗。系统性 ALCL 为中度侵袭性 NHL，免疫表型为成熟活化 T 细胞表型，所有细胞表面均表达 CD30,40%~60% 的患者存在(2;5)(p23;q35)易位导致 ALK 表达，可以通过流式细胞仪检测。其中的 ALK 阳性表达患者多见于年轻人，包括儿童，5 年总生存率为

80%~90%。而其中的 ALK 阴性表达患者 5 年总生存率为 30%~40%，常伴结外侵犯,治疗较困难。治疗常采用蒽环类药物为基础的化疗。

▮▶ 皮肤 T 细胞淋巴瘤有什么特点？

许多类型的皮肤 T 细胞淋巴瘤都可以侵犯皮肤，比较常见的包括蕈样肉芽肿、Sezary 综合征、原发性皮肤间变 CD30 阳性大细胞淋巴瘤、淋巴瘤样丘疹病等。如果皮肤是唯一受侵部位，则为原发性皮肤 T 细胞淋巴瘤;如果伴有其他部位受侵,则常为其他淋巴瘤扩散而来,为继发性。尽管许多类型的皮肤 T 细胞淋巴瘤都有可能继发性侵犯皮肤,但这种情况并不常见,一般的皮肤性 T 细胞淋巴瘤还是以原发性为多见。常见表现为各种皮肤损害,只要进行病变皮肤活检就可以明确病理诊断。如果诊断为皮肤 T 细胞淋巴瘤,一定要进行全身影像学检查以排除为继发性的可能。原发性皮肤 T 细胞淋巴瘤一般疾病进展缓慢,预后相对较好,如果是淋巴瘤发展到晚期出现皮肤侵犯,则预后较差。

▮▶ 蕈样肉芽肿有什么特点？

蕈样肉芽肿(MF)是一种原发性皮肤 T 细胞结外非霍奇金淋巴瘤,常侵犯皮肤,晚期也可扩散到淋巴结和骨髓。常表现为皮疹伴瘙痒,有时症状非常严重,难以忍受。病变可以表现为不同分期,早期表现为不凸起于皮肤表面的皮肤损害,称为斑片。随着肿瘤发展,可表现为红皮病,或者皮肤破损、肿块甚至痛性皮肤裂隙。患者可表现为任何一种皮损,或者从一个分期逐渐发展为下一个分期。不同分期的皮损也可以在同一个时段内同时出现。某些局部皮肤斑片状损害有可能永不再进展,这类患者可能一直这样。那些表现为皮肤肿瘤、红皮病、伴淋巴结受侵犯或内脏器官受侵,或出现循环肿瘤细胞者（外周血发现肿瘤细胞存在）,一般预后较差。有皮肤损害的地方应避免阳光照射。当肿瘤进展至晚期,可出现皮肤溃疡,常伴有感染。皮肤损害的范围可以非常广泛,甚至包括手掌和足底,导致活动不便。有些患者初期可以诊断为皮炎和湿疹而未接受治疗，即便是做了皮肤活检，仅做一次也不能保证准确诊断。在一些进展期患者中，常可以见到淋巴结肿大，但是肿大的淋巴结也可能是对感染或炎症的反应，这种可能性甚至大过了淋巴结受侵的可能。MF对于放射线非常敏感，放疗是早期MF最有效的单一治疗方法。经作用于皮肤的治疗无效的患者，应首先选择全身治疗，如体外光分离置换疗法（ECP）、干扰素、全身应用维A酸、地尼白介素或vorinostat等。多药联合化疗可用于给单药化疗无效或具有肿大淋巴结或实体器官病变的患者。无其他不良预后因素时，推荐延迟使用全身化疗，直至多种局部的和作用于皮肤的治疗失败为止。

▮▶ Sezary 综合征有什么特点？

Sezary综合征与MF非常相似，不同的是Sezary综合征患者外周血中出现了循环淋巴瘤细胞，侵袭性较强。Sezary综合征可以从先前存在的MF发展而来，也可以无明显MF病史。其诊断包括：Sezary细胞的绝对计数≥1000/mm³；CD4/CD8≥10（由于循环中CD4细胞数增多所引起）；流式细胞检测显示免疫表型异常，包括CD7细胞减少明显（>40%）或CD26减少（>30%），同时流式细胞术检测还提示血中存在T细胞克隆的证据。全面的皮肤检查、可疑皮肤病变的活检和皮肤活检的免疫组化检查是确诊所必须的。缺少明确的皮肤诊断时，推荐进行可疑淋巴结活检和外周血Sezary细胞的评价。

▮▶ 原发皮肤 CD30 阳性间变大细胞淋巴瘤有什么特点？

原发皮肤CD30阳性间变大细胞淋巴瘤（PCCD30－LCL）绝大多数为T细胞性或裸细胞性，极少为B细胞性。原发部位常在皮肤上，有些患者可扩散至淋巴结或器官。皮肤病变常表现为结节，多见于上肢，可以单个或成簇出现。皮肤损害可自行消退或周期性出现，可伴有出血或感染。其诊断标准为：①在初次皮肤活检标本中，CD30阳性大细胞占75%以上或大团簇集；②临床上无LyP证据（即反复成批自行消退的丘疹或结节)；③无并发 LyP、MF 或其他 CML 的病史；④初诊时，无皮肤以外受累的证据。如果需要治疗，可以选择放疗。化疗有时也是必要的，但是并不能阻止疾病进展。其他治疗可包括贝沙罗汀、干扰素，或许将来 CD30 可以成为一个治疗靶点。

▮▶ 血管免疫母性 T 细胞淋巴瘤有什么特点？

血管免疫母性 T 细胞淋巴瘤呈中度侵袭性过程，好发于老年人，以全身淋巴结肿大、发热、体重减轻、肝(脾)大、皮疹、胸腔积液、关节炎、嗜红细胞增多等一系列免疫紊乱为特征。外周血常见多克隆高 γ 球蛋白血症。目前，发现 EB 病毒与此型淋巴瘤有相关性。

▮▶ 如何诊断 T 细胞淋巴瘤？

当出现前述淋巴瘤的常见症状时，无论是全身症状还是局部症状，都应警惕患有淋巴瘤的可能性。医生除了对其进行详细询问病史、仔细体格检查外，还需要进行一些必要的检查。T 细胞淋巴瘤的诊断必须是通过病理诊断明确的，这是正确治疗的基石和保证。同时完善分期检查及预后评价，才能构成一个完整的诊断，为临床治疗提供合理依据。

病理取材原则为优先取浅表淋巴结。无法取到浅表病变组织时，可在 CT 或 B 超引导下进行深部组织穿刺活检；尽量完整切取整个病变淋巴结活检。无法完整切取活检时，才考虑做部分切除活检；取材应当具有代表性，避免取坏死感染部位，可以在病变周围包括肿瘤组织和正常组织在内的区域取材。内镜下活检取材应多点钳取病变组织。另外，避免对组织标本牵拉、挤压、冲洗等，以免影响病理医生判断。此外，标本应恰当固定，及时送检。

病理诊断除了包括形态学检查，还应当包括免疫组化检查、细胞遗传学检查。淋巴瘤的分类较复杂，免疫组化和细胞遗传学检查对正确病理分型起重要作用。必要时，还需要做流式细胞术、IgH 和 TCR 基因重排。

　　分期检查是制订治疗方案的重要依据，因为某些亚型的 T 细胞淋巴瘤早期和晚期的治疗原则大不相同。分期检查的主要手段是影像学检查。有条件时,应做全身 PET/CT 检查,可全面了解肿瘤的病变范围和代谢活性。如果怀疑脑部有侵犯,应当加做脑部 MRI。如果没有条件做 PET/CT,可以常规检查头颈、胸、腹、盆腔增强 CT。怀疑有骨骼侵犯的患者加做 ECT,并需要通过 X 线、CT 或 MRI 加以确认。

　　骨髓穿刺细胞涂片学检查和骨髓组织活检是帮助确定是否有骨髓侵犯的必要方法。如果淋巴瘤伴有骨髓侵犯,一般是Ⅳ期。骨髓原始细胞比例还可以协助区分 T-LBL 和 T-ALL。当骨髓原始细胞 >25% 时,考虑为 T-ALL,而骨髓原始细胞 <25% 时,则定义为 T-LBL。

　　其他基本检查项目包括血常规、生化常规、CRP、β_2-MG、超声心动图、心电图、EBV-DNA(EBER 阳性者做)、HIV 等。另外,未生育者还需讨论生育保护问题。

第十三章

化疗不良反应

▶ 什么是化疗药物不良反应？

凡是用化疗药物后产生与用药的目的不相符的，并给患者带来不适或痛苦的反应,统称为化疗药物不良反应。

▶ 化疗药物都有不良反应吗？

化疗药物治疗原理,使用通俗的说法就是"以毒攻毒"。化疗是利用化学药物杀死肿瘤细胞、抑制肿瘤细胞的生长繁殖和促进肿瘤细胞的分化的一种治疗方法。而化疗药物在体内难以区分正常细胞和肿瘤细胞,在杀灭肿瘤细胞的同时,也会对身体的正常细胞发起攻击。抗肿瘤药所具有的杀伤癌细胞作用,即其治疗作用。但化疗药物对人体某些正常组织、器官和细胞的杀伤作用,就是抗肿瘤药物引起不良反应的主要原因。

在临床应用时,抗肿瘤药物的这两方面作用是有差别的,并且抗肿瘤作用应强于其引起的不良反应,否则此药物则不能用于临床。当然,不良反应的程度是与药物剂量密切相关的，这就靠医生的知识和临床的经验,合理掌握药物用量,以使抗肿瘤作用与化疗药物的毒副作用达到最佳的平衡点。中医有句话说得好,"是药三分毒",大多数化疗药物都有副作用,而且副作用大于普通药物。而由于淋巴瘤对化疗药物较敏感,用于治疗淋巴瘤的化疗药物的剂量多于足量足疗程的根治性化疗方案药物的剂量,因此,淋巴瘤患者所用的化疗药物所表现出来的毒性更大。

▶ 化疗药物不良反应按照发生时间如何分类？

不同化疗药物的不良反应并不是同时发生的，按照给药后不良反应发生的时间对化疗药物不良反应进行分类:①包括立即反应,过敏性休克、心律失常、注射部位疼痛和静脉炎等;②早期反应,恶心、呕吐、发热、过敏反应、流感样反应和膀胱炎等;③近期反应,骨髓抑制、口腔炎、腹泻、脱发、周围神经炎、麻痹性肠梗阻和免疫抑制等；④迟发反应，皮肤色素沉着、心脏毒性、肝脏毒性、肺脏毒性、内分泌改变、不育症、乙肝病毒激活和致癌作用等。

▶ 化疗药物不良反应按照发生器官如何分类？

化疗药物杀伤的正常细胞主要是生长增殖快的细胞，如毛发、骨髓、胃肠道和生殖系统等。因此，化疗药物引起的不良反应也多表现于这些器官和组织。化疗药物按照对不同脏器的影响，其不良反应又可分为：①造血系统骨髓抑制；②胃肠道反应；③肝脏毒性；④泌尿系统毒性，如肾脏、膀胱毒性等；⑤肺脏毒性；⑥心脏毒性；⑦神经系统毒性；⑧皮肤反应；⑨血管及其他特殊器官毒性；⑩局部反应；⑪全身反应，如发热、倦怠、变态反应、感染、免疫抑制、致畸性和致癌性等。

▶ 化疗药物不良反应如何分级？

化疗药物不良反应有多种分级方式，其中常用的包括 Karnofsky 分级、ECOG 分级、WHO 分级和 NCI 分级。

（1）Karnofsky 分级：①轻度反应(+)，不需治疗；②中度反应(2+)，需要治疗；③重度反应(3+)，威胁生命；④严重反应(4+)，直接致死或促进死亡。

（2）ECOG 分级：分 0、1、2、3 和 4 级，因毒性死亡者为 5 级。

（2）WHO 分级：分 0、1、2、3 和 4 级。

（4）NCI 分级：分 0、1、2、3 和 4 级，因毒性死亡者为 5 级。

▶ 不同化疗药物引起不良反应的类型和程度一致吗？

不同化疗药物引起不良反应的类型和程度各不相同，这与不同化疗药物所具有的不同作用机制和每次的用量都密切相关。

▸ 哪些化疗药物容易引起骨髓抑制？

化疗药物大多有不同程度的骨髓抑制不良反应。其中骨髓抑制较明显的化疗药物有紫杉醇(PTX)、泰素帝(TXT)、长春瑞滨(NVB)、替尼泊苷(VM-26)、长春地辛(VDS)、依托泊苷(VP-16)、卡铂(CBP)、米托蒽醌(MITX)、氮芥(HN2)、柔红霉素(DNR)、阿霉素(ADM)、吡柔比星(THP)、甲氨蝶呤(MTX)、巯嘌呤(6-MP)和异环磷酰胺(IFO)等，一般多数先表现为中性粒细胞减少(主要体现为白细胞减少)，其次出现血小板较少。而丝裂霉素(MMC)对血小板影响较明显，可出现血小板减少和出血倾向。苯丁酸氮芥(CB-1348)对淋巴细胞抑制较明显。亚硝脲类药物，如卡莫司汀(BCNU)、洛莫司汀(CCNU)和司莫司汀(Me-CCNU)等，为迟发性骨髓抑制。门冬酰胺酶(L-ASP)对血象影响较轻，博来霉素(BLM)和平阳霉素(PYM)则无影响。

▸ 哪些化疗药物引起的呕吐最重？

大多数化疗药物可导致不同程度的恶心甚至呕吐。其中引起呕吐程度最重的化疗药物为顺铂(DDP)，其次为氮芥(HN$_2$)、环磷酰胺(CTX)、阿霉素(ADM)、柔红霉素(DNR)、表阿霉素(EPI)、达卡巴嗪(DTIC)、放线菌素D(ACTD)、卡铂(CBP)、阿糖胞苷(Ara-C)、丙卡巴肼(PCZ)、卡莫司汀(BCNU)、洛莫司汀(CCNU)、依托泊苷(VP-16)、甲氨蝶呤(MTX)、氟尿嘧啶(5-Fu)、长春碱(VLB)和长春新碱(VCR)等。

▸ 不同化疗药物引起恶心和呕吐开始的时间有差别吗？

不同化疗药物引起恶心和呕吐开始的时间是有差别的，一般有以下5种。①1小时，HN$_2$(0.5~2小时)、ADM(1~2小时)、ACTD(1~2小时)、DTIC(1~3小时)、MMC(1~4小时)、DDP(1~6小时)和大剂量MTX(1~12小时)；②2小时，BCNU(2~4小时)、CCNU(2~6小时)；③3小时，大剂量美法仑(MEL)(3~6小时)、5-FU(3~6小时)、BLM(3~6小时)和

静脉注射 VP-16(3~8 小时)；④4 小时，口服 VP-16(4~6 小时)、DNR
(4~6 小时)、CBP(4~6 小时)、6-MP(4~8 小时)、VLB(4~8 小时)、VCR
(4~8 小时)、PTX(4~8 小时)、CTX(4~12 小时)和低剂量 MTX(4~12 小
时)；⑤48 小时，CB-1348(48~72 小时)。

▊▊▶ 哪些化疗药物容易引起腹泻和便秘？

有些化疗药物，如氟尿嘧啶、大剂量 6-MP 和美法仑(MEL)可引起
腹泻，其次为脱氧氟脲苷(5'-DFUR)、Ara-C、MTX、安西他滨(Cyclo-C)、
喃呋定（FT-207）、优福定（UFT）、卡莫氟（HCFU）和伊立替康
(CPT-11)。较少引起腹泻的化疗药物有 HN₂、BCNU、白消安(BUS)、
ACD、THP、ADM、阿克拉霉素（ACM）、去甲氧柔红霉素(IDA)、MMC、
MIT、秋水仙酰胺（COLM）、VLB、VM-26、PTX、TXT、DTIC、甲基卡肼
(PCB)、羟基脲(HU)、丙脒腙(Me-GAG)、氯苯二氯乙烷(O,P'-DDP)和
安吖啶(AMSA)等。容易引起便秘的化疗药物有 VLB、VCR、VDS、NVB、
TXT、MIT 和 PCB 等。

▊▊▶ 哪些化疗药物容易引起肝功能损伤？

容易引起肝功能损伤的化疗药物有 MTX、氟尿嘧啶、6-MP、6-TG、
FT-207、5'-DFUR、Ara-C、Cyclo-C、双氟胞苷、PTX、TXT、CBP、ADM、ACM、
IDA、DNR、ACTD、链佐星（STZ）、CTX、BCNU、CCNU、ACNU、FTM、二溴
卫矛醇(DBD)、NVB、VP-16、VM-26、L-ASP、CB-1348、PCZ、DTIC、ICRF-
159、DDP 和 AMSA 等。多数化疗药物可在少数患者中发生轻度和一
过性损伤。原肝功能较差者或大剂量用化疗药物者容易产生肝损伤。

▊▊▶ 哪些化疗药物容易引起肾功能损伤？

化疗药物 DDP 常容易引起一过性肾功能损伤，尤其是在用药量
较大时。另外，化疗药物 CBP、SHP、STZ、DNR、ACM、IDA、MTH、MMC、
BCNU、Me-CCNU、MTX、6-TG、氟尿嘧啶、IFO、CTX、L-ASP、DTIC 和大

剂量 BCNU 等,有时也可引起肾功能损伤。

▐▶ 哪些化疗药物容易引起出血性膀胱炎?

化疗药物 IFO 可引起出血性膀胱炎,故在用 IFO 时,必须同时给予解毒剂美司钠,一般可避免此不良反应。CTX 在个别患者中也可发生此反应,故在其大剂量用药时,亦应同时使用美司钠。DDP 偶可发生此类反应。

▐▶ 哪些化疗药物容易引起心脏毒性?

容易引起心脏毒性的化疗药物主要有 DNR、ADM、THP、EPI、ACM、IDA、MIT、PTX、AMSA 和 5'-DFUR。分子靶向药物赫赛汀和贝伐单抗等,也有一些引起心脏毒性的报道。

▐▶ 哪些化疗药物容易引起肺毒性?

容易引起肺毒性的化疗药物主要有 BLM 和 PYM。大剂量使用化疗药物 BCNU 和 CTX 时,也可引起肺毒性。其他容易引起肺毒性的化疗药物还有 MTX、PCZ、MMC、CCNU、Me-CCNU、HN2、乌拉莫司汀、MEL、NVB、Cyclo-C、6-MP、Ara-C、VM-26、BUS 和 CB-1348 等。

▐▶ 哪些化疗药物容易引起中枢神经系统毒性?

容易引起中枢神经系统毒性的化疗药物有 IFO、氟尿嘧啶。其他容易引起中枢神系统毒性的化疗药物还有 MTX、CTX、ACM、ADM、IDA、MTH、L-ASP、PCZ、HU 和 AMSA 等。

▐▶ 哪些化疗药物容易引起听力减退?

化疗药物 DDP 可引起耳鸣和听力减退,严重者可致耳聋。化疗药物 CBP 对少数患者也可引起轻度听力减退。铂类药物对听力也有影响。

▶ 哪些化疗药物容易引起脱发?

在容易引起脱发的化疗药物中,ADM、EPI、THP、DNR、ACM、IDA 和 MIT 等最显著,常可使头发大部分脱落,甚至全部脱落。另外,还有 CBP、DDP、VP-16、VM-16、CTX、IFO、VLB、VCR、VDS、NVB、PTX、TXT、HN2、MEL、氟尿嘧啶、MTX、6-MP、COLM、Ara-C、L-ASP、PCZ 等化疗药物也可引起脱发。

▶ 哪些化疗药物容易引起发热?

使用化疗药物 BLM、PEP、PYM 的患者,可有约 1/3 容易引起发热,严重者体温可达 40℃以上。

▶ 哪些化疗药物容易引起血栓静脉炎或局部组织坏死?

NVB 和 HN$_2$ 等化疗药物最易引起静脉炎,而 NMC、VLB、VDS、VM-26、ADM、EPI、DNR、MTH、STZ、BST、ACD、氟尿嘧啶、Ara-C、IFO、BCNU、FTM 和 DTIC 等化疗药物,亦引起不同程度的静脉炎。另外,由静脉外渗或外漏而容易引起局部组织坏死的化疗药物有 VLB、VCR、VDS、MMC、HN$_2$、DNR、ADM、EPI、IFO、STZ 和 ACTD 等。

▶ 容易引起过敏反应的化疗药物有哪些?

容易引起过敏反应的化疗药物有 PTX、TXT、VP-16、PYM、ADM、L-ASP 和 DDP 等。分子靶向药物在输注过程中也容易引起过敏反应,特别是首次输注时。

▶ 哪些化疗药物容易引起乙肝病毒再激活?

目前,已知引起乙肝病毒再激活的化疗药物如下表。

药物类别	药物名称
类固醇	泼尼松龙、地塞米松和甲泼尼松
蒽环霉素	阿霉素、表柔比星和柔红霉素
抗肿瘤代谢剂	阿糖胞苷、氟尿嘧啶、吉西他滨、巯嘌呤、甲氨蝶呤和硫鸟嘌呤
烷化剂	环磷酰胺、苯丁酸氮芥、异环磷酰胺和洛莫司汀
长春花生物碱	长春新碱、长春碱
紫杉烷	紫杉醇、多烯紫杉醇
铂类	顺铂、卡铂
抗肿瘤抗生素	丝裂霉素、博来霉素和放线菌素 D
其他细胞毒药物	依托泊苷、丙卡巴肼、达卡巴嗪和氟达拉滨
单克隆抗体	阿伦单抗、利妥昔单抗
酪氨酸激酶抑制剂	伊马替尼
免疫调节剂	沙利度胺、干扰素
mTOR 抑制剂	依维莫司

▣▶ 化疗不良反应发生的时间顺序是怎样的？

化疗不良反应发生的时间顺序见下表。

发生时间	不良反应类型及主要临床表现
用药当日	过敏、血压下降、心律失常、眩晕、发热和呼吸困难 局部反应：静脉炎、局部组织坏死、消化道反应、恶心和呕吐(急性)
2~7 日	倦怠感 消化道反应：食欲不振、恶心和呕吐(迟发性)
7~14 日	消化道反应：口炎、腹泻和食欲不振 血液毒性：骨髓抑制
14~28 日	脏器损害：肝肾功能异常、膀胱炎、皮肤角化、色素沉着和脱发 神经损害和免疫异常
2~6 个月	肺纤维化、充血性心功能不全
1~5 年	乙肝病毒再激活、继发性肿瘤和不孕不育

▣▶ 如何处理化疗引起的过敏反应？

几乎所有肿瘤化疗药物都有可能引起过敏反应。但多数化疗药物

126

仅表现为皮疹，停药后可消失。仅少数化疗药物，如门冬酰胺酶、紫杉醇、多烯紫杉醇、博莱霉素、平阳霉素、替尼泊苷和部分分子靶向药物可发生严重速发性过敏反应，临床表现为胸闷、呼吸困难、皮肤荨麻疹、面部潮红或青紫、休克，如果抢救不及时，往往会危及生命。为了尽量减少过敏反应的发生，从预防到治疗都要做好充足的准备。

首先，肿瘤化疗前应做好预防措施，在抗肿瘤药物给药前，给予皮质类固醇和抗组织胺药，可预防或减轻过敏反应发生。其次，应详细询问相关药物过敏史，对无过敏史患者也不能放松警惕。使用相关化疗药物前，应向患者及家属说明该药物应用过程中可能发生的过敏反应，嘱患者如遇有瘙痒、面红、呼吸困难、头晕、恶心或其他不适情况时，立即停止输注，并向医护人员汇报，共同预防化疗药物过敏反应的发生。

▮▶ 如何处理化疗引起的局部反应？

静脉化疗通过静脉输入时，化疗药物可能会引起血管内膜损伤、平滑肌痉挛。又由于血管本身的原因和渗漏，或用药顺序不妥，或处理不当，同时化疗药物毒性大、浓度高，多次化疗后，轻者局部可有静脉炎，表现为静脉部位疼痛、皮肤发红，以后沿静脉皮肤色素沉着，脉管呈索条状变硬，并发生静脉栓塞。重者可引起局部皮下组织的化学性炎症，表现为漏药局部红肿、疼痛严重，可持续 2~3 周。如漏药当时未做处理，可引起局部组织坏死，形成溃疡，经久不愈。

为预防静脉炎的发生，避免直接推注药物，可通过输液器将药物分段冲入，并间断放开输液夹，使液体不断稀释化疗药物，以减轻药物对静脉的刺激，同时也应注意左、右臂静脉交替输注。使用"喜疗妥"外涂或土豆片

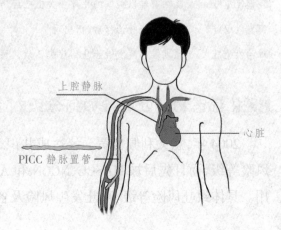

上腔静脉

心脏

PICC 静脉置管

外敷,可减轻静脉炎症状。

对于化疗药物引起的组织坏死,处理措施防胜于治,如需多次用药或患者静脉过细,可采用深静脉置管(目前比较常用的包括 PICC 静脉置管和输液港两种形式)预防药物外渗并减少静脉炎的发生,同时也使患者减少多次穿刺的痛苦。

▮▶ 化疗为什么会引起呕吐?

有 75% 以上的化疗患者都会出现不同程度的呕吐。目前认为,这主要通过以下原因引起:①化疗药物刺激胃肠道,嗜铬细胞释放神经递质,神经递质与相应受体结合,由迷走神经和交感神经传入呕吐中枢而导致呕吐;②化疗药物及其代谢产物直接刺激化学感受区,进而传递至呕吐中枢引发呕吐;③感觉、精神因素直接刺激大脑皮质通路导致呕吐。

▮▶ 化疗相关呕吐有哪些类型?

化疗相关呕吐(CINV)有急性、迟发性、预期性、突发性和难治性 5 类。呕吐类型与化疗后呕吐发生时间如下表。

呕吐类型	呕吐发生时间及特点
急性呕吐	化疗后 24 小时内发生,用药后数分钟至数小时出现,5~6 小时达高峰
延迟性呕吐	化疗后 24~48 小时出现,可持续 6~7 天,40%~50% 的化疗患者会出现
预期性呕吐	既往有难以控制的化疗相关呕吐经历,下一周期化疗开始前发生
突发性呕吐	预期性止吐治疗后,仍出现
难治性呕吐	预期性和突发性止吐治疗失败后,仍出现

▮▶ 化疗药物致吐风险如何分级?

2004 年,意大利佩鲁贾会议达成共识,确立了化疗药物的 4 个致吐风险等级,而且先后被 MASCC、NCCN 和 ASCO 等权威的抗肿瘤组织采用。具体致吐风险等级、呕吐发生风险及各等级代表药物见下表。

致吐风险等级	高致吐风险 （>90%）	中致吐风险 （30%~90%）	低致吐风险 （10%~30%）	极低致吐风险 （<10%）
代表药物		卡铂 AUC<4 奥沙利铂		长春碱 长春新碱 长春瑞滨 美法仑（口服低 剂量） 甲氨蝶呤 ≤50mg/m²
		伊立替康 长春瑞滨（口服） 阿霉素<60mg/m² 表阿霉素 < 90mg/m² 环磷酰胺（口服） 环磷酰胺 ≤1.5g/m²	紫杉醇 多西他赛 吉西他滨 卡培他滨	羟基脲 博来霉素 奈拉滨 氟达拉滨

	顺铂
	卡铂 AUC≥4
	环磷酰胺
	  ≥1.5g/m²
	异环磷酰胺
	  ≥2g/m²（每剂）
	阿霉素≥60mg/m²
	表阿霉素
	  ≥90mg/m²
	卡莫司汀
	  ≥250mg/m²
	氮芥达卡巴肼
	链佐星
	AC 方案（蒽环类
	  +环磷酰胺）
		异环磷酰胺
		  <2g/m²（每剂）
		白消安
		阿糖胞苷
		  >200mg/m²
		三氧化二砷
		苯达莫司汀
		阿扎胞苷
		氯法拉宾
		恩杂鲁胺
		柔红霉素
		马法兰
		VP-16
		伊马替尼
		放线菌素 D
		替莫唑胺
		曲贝替定
		美法仑>50mg/m²
		甲氨蝶呤
		  > 250/m²
		氨磷汀>300mg/m²
		白介素-2 >12~
		  15 万 U/m²
		卡莫司汀
		  <250mg/m²
			培美曲塞
			VP-16
			氟尿嘧啶
			阿糖胞苷
			  100~200mg/m²
			甲氨蝶呤
			  50~250mg/m²
			丝裂霉素
			氨磷汀
			  ≤300mg/m²
			脂质体阿霉素
			贝沙罗汀
			米托蒽醌
			尼罗替尼
			白蛋白结合型紫
			杉醇
			伏立诺他
				克拉屈滨
				地西他滨
				来那度胺
				喷司他丁
				沙利度胺
				硫嘌呤
				白消安
				苯丁酸氮芥
				雷佐生
				门冬酰胺酶
				硼替佐米
				西妥昔单抗
				曲妥珠单抗
				帕尼单抗
				利妥昔单抗
				吉妥珠单抗
				阿伦单抗
				贝伐单抗
				替西莫司
				吉非替尼
				索拉菲尼
				舒尼替尼
				拉帕替尼
				达沙替尼
				厄洛替尼

■▶ 如何治疗高、中、低和极低致吐？

按照化疗药物的致吐风险分级不同，止吐的方案不同，具体方案见下表。

分级	止吐方案
高致吐（>90%）	地塞米松+5-HT3 受体拮抗剂+NK1 抑制剂 地塞米松+5-HT3 受体拮抗剂+奥氮平 地塞米松+5-HT3 受体拮抗剂+NK1 抑制剂+奥氮平
中致吐（30%~90%）	地塞米松+5-HT3 受体拮抗剂 地塞米松+5-HT3 受体拮抗剂+ NK1 抑制剂 地塞米松+5-HT3 受体拮抗剂+奥氮平
低致吐（10%~30%）	任一单一止吐药：地塞米松、甲氧氯普胺、5-HT3 受体拮抗剂等
极低致吐（<10%）	不常规预防用药

■▶ 止吐除了用药外，还应注意什么？

心理因素是导致呕吐主要原因，因此，除了止吐药物的应用外，还应特别注意以下几个方面：①应经常与患者沟通，取得患者的信赖，建立良好的医患关系；②化疗前嘱患者休息好，使患者的情绪放松；③在饮食上，指导患者多进食含色氨酸相对较低的食物，如豌豆苗、熟栗子和糯米等；④一旦发生恶心感，诱导患者产生不会发生恶心的意念，同时指导患者深吸气，做吞咽动作，以减轻恶心症状。

■▶ 针对突发性化疗相关呕吐如何治疗？

原则上，可增加不同类型的止吐药物，如 5-HT3 拮抗剂、地塞米松、氯苯那敏、甲氧氯普胺和奥氮平。如果用药后仍控制不理想，则按高致吐风险药物治疗方案给药。

■▶ 针对难治性化疗相关呕吐如何治疗？

患者经预期性和突发性止吐治疗失败后，仍出现呕吐，则为难治性化疗相关呕吐。这种情况可在原有治疗基础上,适当增加中药、针灸等辅助性治疗。

▶ 如何处理化疗引起的相关食欲减退?

化疗时,一旦出现食欲减退,应处理以下几个方面:①给予合适的止吐药物,使恶心呕吐减少到最低程度,并相应改善患者的食欲;②必要时,给予甲地孕酮,可增进食欲,减少化疗反应,提高对化疗的耐受性;③少食多餐,食欲减退期间应根据患者的口味制作食物以促进食欲;④给予高蛋白、富含维生素和易消化的食物,要少而精,多变换品种,以提高患者食欲,增加热量,改善营养状况;⑤提供有利于进餐的环境,避免接触烹调异味;⑥调整电解质平衡,防止因体内电解质失调引起的病理性反应;⑦对于营养不良的患者可适当减少化疗药物剂量;⑧监测血浆蛋白水平,提高蛋白质摄入,必要时,静脉补充白蛋白;⑨必要时,给予经肠道内(口服或鼻饲全营养素)或肠道外(通过锁骨下静脉穿刺经静脉)补充营养。

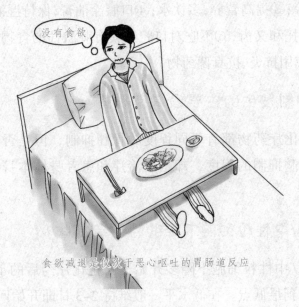

食欲减退是仅次于恶心呕吐的胃肠道反应

▶ 如何处理化疗引起的相关便秘?

处理化疗相关便秘可从以下几方面入手:①让患者进食高纤维食

物,多吃水果、蔬菜,多喝水;②鼓励患者适当活动;③给予缓泻剂以软化大便,或给予开塞露促进排便;④控制使用 5-HT3 拮抗剂止吐药的次数;⑤如出现便秘伴有腹痛,可做腹部 X 线检查,以了解肠道功能状况;⑥减少化疗药剂量或停用引起便秘的化疗药物。

▐▶ 如何处理化疗引起的相关腹泻?

当发生化疗引起的相关腹泻时,可采取以下几种方法:①进食低纤维、高蛋白食物,并补充足够液体;②避免食用对胃肠道有刺激性的食物;③止泻药治疗;④必要时,给予肠道抗生素,如小檗碱和调节菌群类药物;⑤必要时,静脉补充液体、电解质及营养;⑥注意休息。

▐▶ 如何处理化疗引起的相关口腔炎?

化疗时,如果发生相关口腔炎时,可采取以下几种方法:①做好口腔护理和清洁,多漱口;②对口腔溃疡给予保护黏膜药物和局部止痛药、维生素等;③提高营养,多饮水;④口唇涂油膏,保持湿润;⑤不使用不合适的牙托和义齿;⑥不吃对口腔黏膜有刺激性的食物;⑦不吸烟;⑧必要时,应用抗炎、抗真菌药物。

▐▶ 骨髓抑制发生的主要因素有哪些?

大多数化疗药物都有不同程度的骨髓抑制,但是否引起骨髓抑制及引起骨髓抑制的程度,却是由治疗和患者身体本身综合作用所导致的。

▐▶ 白细胞/中性粒细胞下降的特点有哪些?

白细胞/中性粒细胞下降多开始于停止化疗药后的 1 周左右,至 10 日左右达到最低点。在低水平一般维持 2~3 日即开始回升,7~14 日后便可恢复正常。

▣▶ 白细胞/粒细胞减少时，如何处理？

一旦出现白细胞/粒细胞减少,要注意以下几个方面:①化疗前后检查白细胞总数和粒细胞计数,每周2~3次,当数量明显减少时,每日检查1次,直至恢复正常;②必要时,给予粒细胞集落刺激因子(G-CSF);③当白细胞减少时(达到Ⅳ度时),应酌情减少化疗药剂量或停药;④清除感染源,注意密切观察并判断是否出现了感染;⑤必要时,给予抗生素及抗真菌药物。

▣▶ G-CSF 应如何使用？

G-CSF 的使用,包括治疗性用药和预防性用药,具体用法如下表。

G-CSF	治疗性用药	预防性用药
指征	Ⅲ~Ⅳ白细胞/中性粒细胞下降	上疗程化疗出现Ⅳ度骨髓抑制体质弱,淋巴瘤首次化疗
开始用药时间	WBC<2×10^9/L NEU<1×10^9/L	化疗结束48小时起
停止用药时间	WBC>10×10^9/L NEU>10×10^9/L	持续用药3~5天后,连续2次达到WBC>10×10^9/L(2个10原则)
剂量	5~7μg/kg(成人约为300μg/次)	3~5μg/kg(成人为200~300μg/次)

▣▶ 使用 G-CSF 治疗需要注意什么？

G-CSF 治疗不应少于3天,这是因为,仅用 G-CSF 治疗1天后,WBC 会出现上升的假象,仅能引起第一峰,其后 WBC 会迅速降低,反而更易出现感染、发热,甚至损伤骨髓的储备和造血功能。多数文献报道,化疗后24~48小时开始应用最佳。在下次化疗前停药,强烈不推荐在化疗当天使用。如果化疗当天使用 G-CSF,刺激产生的中性粒细胞会被化疗药物破坏,这样会加重其对骨髓储备功能的损伤,增加中度骨髓抑制的风险。

▣▶ G-CSF 预防性用药的 2 个 10 原则是什么？

第1个10原则:化疗结束48小时后用药,G-CSF 至少连续3~5

天用药,需达到 WBC>10×10⁹/L 时,才能停药;第 2 个 10 原则:经预防性用药第 1 次停药后,若出现 WBC<4×10⁹/L 时,继续开始 G-CSF 连续治疗,直至第二次 WBC>10×10⁹/L 时,才能停药。在 WBC 达到第 1 个和第 2 个 10×10⁹/L 时停止 G-CSF 治疗的间歇期,要密切监测血常规。

▌▶ G-CSF 有哪些毒副作用?

G-CSF 的毒副作用主要有局部疼痛、乏力、低热和肌肉酸痛等。在使用前,患者要做好充分的心理准备,一般 G-CSF 停药后,上述不良反应会逐渐好转。若治疗过程中出现以上不良反应也可根据需要对症治疗,或者在医生指导下调整 G-CSF 的用药。

▌▶ 白细胞/中性粒细胞降低时,如何使用抗生素?

白细胞/中性粒细胞Ⅲ度降低时,若无发热,不需要应用抗生素;若有发热,应该预防应用抗生素。不过,白细胞/中性粒细胞Ⅳ度降低时,无论是否发热,均应使用抗生素。

▌▶ 肿瘤相关性贫血由哪些因素引起?

与肿瘤相关的出血、肿瘤骨髓侵犯、溶血、营养不良、铁代谢异常、肾脏功能损伤、化疗和放疗引起的骨髓抑制等均可引起肿瘤相关性贫血。引起 WBC、PLT 下降的抗肿瘤药物,也可同时引起肿瘤相关性贫血。但其贫血的出现相对缓慢,多为慢性肿瘤相关性贫血。

▌▶ 如何处理化疗引起的相关性贫血?

当发生化疗相关性贫血时,可采取以下几种方法:①化疗中,定期检查血红蛋白、红细胞和血细胞比容;②贫血明显时,应予以纠正,输注红细胞成分血;③有出血倾向者,应予以处理;④必要时吸氧;⑤有明显眩晕、乏力者,适当休息;⑥淋巴瘤患者暂不推荐使用 TPO 类药物,实体瘤患者可以酌情使用;⑦多进食富含铁的食物,如动物内脏、西红柿、大枣和桃等,也可多进食促进造血的食物,如菇类、红枣、黑米、花生和动物骨髓等。

▮▶ 化疗相关性血小板下降的特点是什么?

化疗相关性血小板下降的特点是其发生的时间比白细胞晚,而且回升速度慢。目前没有非常好的药物可以对其进行治疗。一般针对血小板下降的药物主要有 IL-11 和 TPO。

▮▶ 如何处理化疗引起的相关性血小板降低?

当出现化疗相关性血小板降低时,处理方法如下:①化疗前后检查血小板计数,一般每周检查 1 次,必要时,可增加检查次数,直至恢复正常;②注意观察并判断有无出血倾向;③对于Ⅰ度和Ⅱ度但无出血倾向的血小板降低患者,可观察、食补,而对于Ⅲ度、Ⅳ度和有出血倾向的血小板降低患者,要积极处理;④避免服用阿司匹林和拜阿司匹林类药物;⑤停止刷牙,每天用漱口水漱口,避免牙龈出血,停止食用较硬的食物,禁抠鼻子,避免黏膜损伤,减少抓挠皮肤;⑥卧床休息;⑦静脉穿刺拔针时,应压迫局部 3~5 分钟,以防止皮下出血;⑧注意观察有无头痛、腹痛症状,注意有无颅内出血和内脏出血倾向;⑨必要时,输注血小板;⑩必要时,给予止血药防止出血。

▮▶ 化疗药物相关心脏毒性的临床表现有哪些?

化疗药物引起的相关心脏毒性临床表现为各种心律失常(包括传导阻滞)、ST-T 或 T 波改变、心绞痛、心肌梗死,甚至心力衰竭等。化疗药物可以使心电图出现非均一性改变。在给药数小时后,即可出现急性心脏毒性反应,主要表现在心脏电生理和心脏节律的改变,而心电图表现则为 ST-T 或 T 波改变、心律失常等。轻微者可出现心绞痛,严重者可出现心肌梗死和心力衰竭等毒性反应。急性心肌损伤常以心肌酶升高、局部缺血等心电图改变为特征。慢性心脏毒性反应则主要表现为心力衰竭的症状和体征。

▶▶ 蒽环类药物引起的心脏毒性反应有哪些特点？

蒽环类药物引起的心脏毒性反应一般分为急性、亚急性、慢性和迟发性 4 种。急性或亚急性心脏毒性反应指在用药期间或用药后短时间内发生的心肌损伤、急性左心衰竭和心包 – 心肌炎综合征，主要表现为短暂的心脏电生理和心脏节律改变，心电图表现为非特异性 ST–T 或 T 波改变、QRS 低电压、QT 间期延长及一过性心律失常。慢性心脏毒性反应多出现在治疗 1 年内，表现为充血性心力衰竭和（或）心肌病，其发生与蒽环类药物的累积剂量密切相关。迟发性心脏毒性反应见于化疗结束 1 年后，主要包括隐匿性心室功能障碍、充血性心力衰竭及心律失常。近年来，有研究表明，剂量累积是心脏毒性反应发生的独立高危因素。ADM 总量 <550mg/m² 时很少发生，ADM 总量 >600mg/m² 时，发生率为 30%，ADM 总量 >1000mg/m² 时为 50% 左右。儿童心脏毒性反应更易发生。但 EPI、MIT 和脂质体阿霉素的心脏毒性发生相对较少。

▶▶ 肿瘤患者治疗前应如何评估心脏毒性风险？

肿瘤患者的心脏毒性风险是不同的，通过家族史（冠心病和慢性心衰家族史）和个人史可初步识别患者发生心血管毒性损伤的风险，年龄和性别也是影响风险的主要因素。年轻患者，尤其是<21岁并接受纵隔放疗的患者，心脏毒性损伤的风险明显增高。肿瘤患者的心脏毒性随着年龄的增长会逐渐增加。尤其要重视以下高风险人群的心脏毒性发生：年龄在 15 岁以下和 70 岁以上的人群；恶性肿瘤侵犯心包及胸部放疗患者；

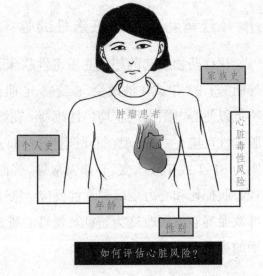

肿瘤患者

个人史

家族史

心脏毒性风险

年龄

性别

如何评估心脏风险？

合用其他心脏毒性药物,如曲妥珠单抗、紫杉类药物;伴随存在高血压、心肌缺血、心肌和心瓣膜疾病、药物高敏性、糖尿病、肥胖、肺疾病、内分泌疾病、电解质代谢混乱和感染等疾病患者。

▶▶ 治疗过程中和治疗后的监测方法有哪些?

肿瘤治疗过程中和治疗后常用的监测方法有心电图、心肌酶检测、左心室射血分数、心肌肌钙蛋白、B 型脑钠肽和心内膜心肌活检等。心电图及心肌酶检测是常规但缺乏特异性的检测项目。左心室射血分数是最常用的监测方法,可区分危险人群,但对早期亚临床心脏疾病并不敏感。心肌肌钙蛋白和 B 型脑钠肽等生化指标监测在最近几年也受到了很多关注。心内膜心肌活检是公认的评估蒽环类心脏毒性最敏感、最特异的方法,但考虑其为有创性检查,目前在国内的临床应用仍受到限制。

▶▶ 心脏保护方法有哪些?

目前,对肿瘤相关心脏毒性的认识已经从识别、治疗,转为以预防为主。与药物相关的心脏保护方法有以下几种:①化疗药物的剂量限制。降低心脏毒性最简单的措施是限制化疗药物的累积剂量。当蒽环类药物累积剂量<300mg/m^{2}时,心脏毒性可以很好地控制在 5%以内。但这是一种妥协的做法,因为化疗剂量的降低很可能会明显影响抗肿瘤疗效。②修正和调整给药方案。③研制毒性较低的同类药。蒽环类药物脂质体是保护心脏最新方法之一。临床前和临床数据表明,在不降低疗效情况下,脂质体阿霉素能明显地降低心肌损害的发生率并降低严重程度。不少证据已表明,蒽环类脂质体可用于取代传统的蒽环类抗生素以降低心脏毒性。④化疗药物心脏保护剂。雷佐生是目前唯一获批的蒽环类药物心脏毒性保护剂,被国内外其他多种指南推荐,广泛应用于蒽环类药物心脏毒性的预防和治疗。开始使用蒽环类药物时,即加入雷佐生,应该是合理的选择。

▮▶ 化疗相关肺毒性的影响因素有哪些？

少数抗癌药物可引起肺毒性,表现为间质性肺炎和肺纤维变,但要与肺部感染、肿瘤肺转移(肺内淋巴管播散)、放射性肺炎和心血管病引起的肺充血等鉴别。以 BLM 为代表引起的肺毒性可出现肺炎样症状或肺纤维变。影响其发生的相关因素还有:①BLM 的总剂量>300mg,但低剂量也可发生;②老年患者,70 岁以上者的发生率较高;③有慢性肺疾患;④肺部放疗史;⑤有的抗癌药联合使用有协同的肺毒性。

▮▶ 肺纤维化的检测方法有哪些？

肺纤维化的检测方法有以下几种。①肺功能测定[主要是一氧化碳(CO)弥散功能],是检测肺纤维化最敏感和最有效的方法;②胸片,检测肺纤维化不敏感, 通常在肺纤维化导致 CO 弥散功能下降 2 个月以后, 才能从胸片上表现出来;③自我检测,化疗期间,如果有活动后憋气和发绀,应该立即停药,然后检测肺功能。

▮▶ 如何处理化疗引起的相关肺毒性？

在处理化疗相关肺毒性时,应注意以下几个方面:①注意控制药物的总剂量, 博莱霉素应在 300mg 以下,BCNU 总剂量<960mg/m² 较安全,且单次用药剂量不宜过大。老年患者和有胸部照射史、慢性肺疾患者慎用或少量用药;②用药期间应密切观察患者有无呼吸道症状,定期进行胸部 X 线检查及肺功能检查,发现异常应及时停药;③出现肺毒性反应时,可试用皮质激素治疗。一般早期 MTX 或博莱霉素肺毒性反应,使用泼尼松治疗可能有效。如果有发热,宜加用抗感染治疗,并给予其他对症处理。

▮▶ 化疗相关肝损害在临床上如何分型？

化疗相关肝损害在淋巴瘤患者中发生率较高, 临床上分为肝细胞损伤型、胆汁淤积型和混合型。多数为急性过程,实验室检查表现为一过性血清谷丙转氨酶、谷草转氨酶升高，或血清胆红素升高。

▣▶ 如何处理化疗引起的相关肝损害？

首先，在治疗前对患者肝功能状况进行全面的评估，正确选择化疗药物，根据肝功能调整化疗剂量。一旦出现化疗相关肝损害，可以按下表选择护肝药物：

肝损害类型	护肝原则
肝细胞损伤型	抗氧自由基+抗炎+保护细胞膜 降酶药物 退黄 重度或肝衰竭：按重型肝炎治疗
胆汁淤积型	抗氧自由基+抗炎+保护细胞膜 利胆：熊去氧胆酸、茴三硫等 退黄：腺苷蛋氨酸、丹参和解痉等
混合型	兼顾肝细胞损伤型和胆汁淤积型护肝原则

▣▶ 造成肿瘤患者泌尿系统损伤的原因有哪些？

（1）肿瘤直接影响：①尿路梗阻；②肾转移性损伤；③多发性骨髓瘤的肾损伤。

（2）代谢性肾损伤：①尿酸结晶沉着；②高钙血症；③肿瘤溶解综合征。

（3）肿瘤的间接影响：①肾病综合征；②淀粉样变。

（4）与治疗有关的因素：①化疗药物，以 DDP、MTX、亚硝脲类等药物为代表；②放疗照射涉及肾脏；③免疫治疗。化疗相关的泌尿系统毒性主要表现为肾脏毒性、出血性膀胱炎和尿酸性肾病等。

▣▶ 如何处理化疗引起的相关泌尿系统毒性？

（1）治疗前，全面评估患者的肾功能状况，对肾功能不全者禁用有肾毒性的药物，老年患者及有肾病史者慎用。

（2）化疗前和化疗中，嘱患者多饮水，注意监测尿量，使尿量维持在每日 2000~3000mL。

（3）最有效的药物是阿米福汀，它能降低顺铂、环磷酰胺及丝裂霉素等化疗药物的毒性，而不降低化疗药物的药效，但该药物目前价格仍较昂贵。

（4）顺铂主要损害肾近曲小管，单次剂量>40mg/m² 时，必须同时给予充分水化。水化是预防顺铂引起肾毒性的有效方法，使尿量保持在100mL/h 以上，同时碱化尿液，还应酌情给予甘露醇及呋塞米利尿。

（5）甲氨蝶呤高浓度时，药物在肾小管上沉积，导致急性肾衰竭。特别是尿液 pH 值表示酸性时，药物易沉积于肾小管。亚叶酸钙解救治疗开始的时机和使用的剂量是有效防止 MTX 毒性的重要方法。同时，充分水化也可使尿液中药物浓度减低，给予碳酸氢钠可使尿液的 pH 值表示碱性，减少药物在肾小管上沉积。对于痛风或高尿酸血症患者应相应增加别嘌呤醇等药的剂量。在用药期间，检测甲氨蝶呤的血药浓度，并结合临床观察是否出现腹泻、皮疹等 MTX 中毒症状，也有助于及早发现 MTX 引起的肾毒性。

（6）药物剂量是异环磷酰胺和环磷酰胺导致肾毒性和出血性膀胱炎的重要相关因素。单次大剂量给予异环磷酰胺将造成肾小管急性坏死，几天内即出现肾衰竭。异环磷酰胺分次给药可明显降低肾毒性。美司钠对异环磷酰胺和环磷酰胺引起的出血性膀胱炎有预防作用，但不能减轻肾毒性。

▶ 引起相关神经毒性的化疗药物有哪些临床表现？

引起周围神经毒性的化疗药物可致患者感觉异常、感觉缺失，如长春碱类、VP-16 和奥沙利铂等。自主神经毒性的化疗药物可致患者便秘、麻痹性肠梗阻、尿潴留及直立性低血压。引起颅神经毒性化疗的药物可致患者复视和面瘫、定向力障碍、幻觉、紧张、癫痫甚至昏迷等。顺铂引起的听神经毒性还表现为耳鸣、听力下降或丧失等。

▶ 如何处理化疗引起的相关神经毒性？

一般处理化疗引起的相关神经毒性的方法有以下几种：①患者对抗

癌药物神经毒性反应有较大个体差异时，用药时应密切观察毒性反应，及时调整用药剂量；②对于一般指（趾）端麻木的症状可不停药，如出现末梢感觉消失等严重末梢神经炎，则为停药指征，及时停药后，神经毒性常可逆，经数天至数月可能恢复；③用药前听从医生和护士的指导，如奥沙利铂用药时注意保温，尽量避免接触冷水、金属等；④一些临床实践发现某些药物可能对部分化疗药物引起的神经毒性有效，如氨磷汀、维生素 E、镁、钙溶液（硫酸镁、葡萄糖酸钙）、加巴喷汀、乙酰左旋肉碱、扎里罗登、谷氨酰胺、谷胱甘肽、胞磷胆碱和神经节苷脂等，但目前仍未得到广泛的认可，患者可以在医生指导下根据自身状况选择使用；⑤如出现神经毒性引起的疼痛，可以适当使用止痛药、抗抑郁药和抗癫痫药等。

▮▶ 如何处理化疗引起的脱发？

处理化疗引起的脱发有以下几种方法：①化疗前，让患者了解脱发是暂时的，并且是可以恢复的，因此，要克服心理障碍；②脱发前，请患者准备好假发、头巾或帽子；③用药后，避免过分洗发和用力梳头；④使用温和的洗发液和护发液；⑤不要用电吹风过度吹干头发；⑥避免在头发上使用不适当的化学用品；⑦在用药前给患者戴冰帽，使头皮冷却，血管痉挛，减少药物到达毛囊而减轻脱发，或用头皮止血带，减少药液进入头皮；⑧针对蒽环类药物引起的脱发，可使用脂质体阿霉素以减轻其脱发毒性。

▮▶ 如何处理激素引起的毒副作用？

激素是淋巴瘤患者化疗方案中最常用且重要的组成部分，但激素在治疗淋巴瘤的同时，也会引起毒副作用和相应其他疾病，主要包括：①高血压。对于有高血压基础疾病的患者，使用激素时，容易引起血压波动，即使在既往血压控制良好的情况下，也可能出现。因此，对于有高血压基础疾病者或老年患者，使用激素治疗时，应密切监测血压，并在心血管专科医生指导下合理调整降压药的使用；②糖尿病。激素治疗也会使糖尿病患者血糖波动,应根据患者治疗时的实际血糖情况调整胰岛素或降糖药的使用。必要时,需咨询内分泌专科医生意见;③乙肝病毒激活。对于有乙肝病史的患者,服用激素时,应防止乙肝病毒激活,在医生指导下服用抗乙肝病毒药物,并密切监测乙肝 DNA 拷贝数、转氨酶和胆红素等相关指标,也可酌情辅助护肝药物治疗;④消化道溃疡。激素最常见的不良反应表现为消化道溃疡。因此,在使用激素同时,需辅助使用质子泵抑制剂、H2 受体抑制剂和胃黏膜保护剂等护胃药物;⑤消化道穿孔。对于淋巴瘤侵犯胃肠道的患者,激素的使用可能增加胃肠道穿孔的风险。因此,在使用激素时,也要注意患者的病情变化,一旦出现腹痛、血便和黑便等情况,应及时就医。在医生指导下,行腹部平片检查、胃肠镜等以诊断或治疗胃肠道穿孔等急症;⑥骨质疏松甚至股骨头坏死。长期服用激素的淋巴瘤患者会增加骨质疏松或股骨头坏死的风险,在使用激素时,应注意补钙和补充维生素 D。必要时,行骨密度检查,并加用双磷酸盐降低骨相关事件风险;⑦水钠潴溜、电解质紊乱。两者是激素引起的常见不良反应,可适当利尿,并调节水电解质平衡;⑧失眠。必要时,可加用促睡眠及镇静药物。

▮▶ 淋巴瘤患者化疗前一定要检测乙肝相关指标吗?

必须检测。因为免疫治疗或化疗时会增加乙肝病毒携带患者的乙肝病毒激活风险。因此,淋巴瘤患者在接受免疫抑制剂和化疗药物治疗前,应检测乙型肝炎血清标志物(HBsAg、抗 HBs、HBeAg、HBe 和抗HBc)、转氨酶(ALT 和 AST)和胆红素指标。若 HBsAg 阳性和(或)抗 HBc 阳性,应进一步检测血清 HBV-DNA。

▮▶ 淋巴瘤患者如何根据 HBsAg 的结果进行抗乙肝病毒的防治?

对于 HBsAg 阳性患者而言,应在接受化疗前开始抗病毒治疗。如果患者已经接受抗病毒治疗,则应继续治疗。建议与肝病科或传染科医师定期会诊，根据抗病毒疗效及耐药情况及时调整和优化抗病毒治疗方案。

对于 HBsAg 阴性患者而言，若能保障患者对监测的依从性，可以严密监测。一旦 HBV DNA 由不可测转为可测，则立即给予抗病毒治疗。若不能严密监测，应在接受化疗前开始预防性抗病毒治疗。

▮▶ 预防性抗 HBV 用药应如何选择？

对于基线 HBV DNA≥2000IU/mL 和（或）预期疗程>12 个月的患者，有条件者应尽可能选用高效、低耐药的抗病毒药物，如恩替卡韦、替诺福韦等。对于基线 HBV DNA<2000IU/mL 且预期疗程≤12 个月的患者，可选用拉米夫定、替比夫定、恩替卡韦和替诺福韦等核苷类抗病毒药物。

▮▶ 什么时候可以停止预防性抗乙肝病毒治疗？

对于基线 HBV-DNA≥2000IU/mL 的患者，建议与肝病科或传染科医师，根据最新慢性乙型肝炎相关指南共同决定停药时间。对于基线 HBV-DNA <2000IU/mL 的患者，在完成化疗或免疫抑制治疗后，抗病毒治疗应至少持续 6~12 个月。也可根据患者免疫功能受抑制程度及其他高危因素决定停药时间。对于高危人群，如接受免疫化疗、造血干细胞移植或伴有肝硬化的患者，抗病毒治疗应至少持续 12 个月。对于接受利妥昔单抗维持治疗的患者，则应维持抗病毒治疗。

▮▶ 如何预防化疗引起的不孕不育？

某些化疗药物可影响睾丸和卵巢功能，引起不孕不育。男性表现为阳痿、精子减少和活力减低。女性表现为月经不调、闭经和不孕等。因此，对于育龄期患者或化疗后有生育要求的患者，在治疗前应告知患者化疗可能存在的损害生育功能的风险。对育龄男性在化疗前可建议提前冻存精子；对育龄女性在化疗期间，可使用戈舍瑞林保护卵巢功能，或在化疗前进行卵巢移植、胚胎冻存等。但在目前，以上保护生育功能的方法在国内外均仍处于探索之中。我们在临床实践中也发现，即使不提前进行生育功能的保护，很多患者在停止化疗一段时间后，也可以恢复正常生育能力。因此，不必过度悲观。

第十四章

随访和维持治疗

▮▶完全缓解的恶性肿瘤患者为什么还可能复发？

经过化疗或联合放疗后达到完全缓解的恶性肿瘤患者，并非彻底根除了肿瘤细胞。这种完全缓解只是一种临床意义上的初步成功，实际上，这时体内还可能残留许多肿瘤细胞，只是由于目前科学技术条件的限制，不能检测到肿瘤细胞的存在。确定为完全缓解的指标包括：血细胞计数正常（例如，血红蛋白 >120g/L，中性粒细胞绝对计数 >1.5 × 10^9/L，血小板 >10 × 10^9/L），骨髓活检或外周血标本的形态学检验未发现淋巴瘤细胞，体检下肿大器官恢复正常，以及无疾病症状。一般来说，体内刚刚测不到肿瘤时，实际上可能还残存肿瘤细胞。此时如果马上停止治疗，则肿瘤复发的概率较大，因此，在临床完全缓解后，需要继续巩固治疗。例如，霍奇金淋巴瘤和弥漫大 B 细胞淋巴瘤，虽然初治的有效率很高，完全缓解率也很高，但仍有 1/4~1/3 的病例会复发。外周 T 细胞淋巴瘤的复发率就更高了。而大多数惰性淋巴瘤用目前的治疗方法也是基本不可能完全治愈的，或早或晚都可能会复发。

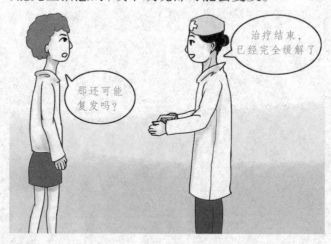

▮▶哪些措施能够预防复发？

首先，对于某些类型的淋巴瘤进行巩固或维持治疗可以降低复发概率。例如，滤泡淋巴瘤在初始治疗达到完全缓解后，每 2~3 个月进行 1

次利妥昔单抗单药维持治疗,可以清除残存的微小残留病灶,延缓复发的时间。

第二,定期随访和复查可以及时发现复发,争取治疗时机。治疗结束后前2年的复发风险比较高,复查的频率要高一些,通常3~4个月复查1次,2年后可半年复查1次,5年后可改为每年复查1次,坚持终身。虽然通常把治疗后5年不复发作为肿瘤治愈的判断标准,但不同类型淋巴瘤之间的差别比较大。例如,惰性淋巴瘤由于不能根治随时都可能复发,而伯基特淋巴瘤在治疗结束1年后就很少复发了。因此,具体的随访和复查方式需要由患者的医生根据具体肿瘤类型和治疗效果来制订。

此外,患者可以适当使用一些胸腺素,或用一些提高体内细胞免疫的药物,如西洋参、香菇类等;同时注意平衡饮食,养成良好的生活规律,特别重要的是保持好的心情;再有依靠机体的免疫力来抑制残存肿瘤细胞的生长,这些都可以降低复发的概率。

▶ 为什么淋巴瘤患者的治疗要坚持做足疗程?

对于淋巴瘤患者来说,无论是化疗,还是化疗＋放疗,可能都要历经几个治疗周期。由于化疗的毒副作用,一些患者在做完一个疗程之后便对下一个疗程望而生畏,甚至会向医生提出是不是可以少做几个疗程,甚至拒绝进行下一个疗程的治疗。

淋巴瘤的治疗必须遵循有规律的治疗,而且要做足疗程,如果半途而废,就会前功尽弃。每种淋巴瘤具体治疗疗程数,都是经过几十年不断探索总结经验得来的,所以,虽然治疗的确有可能让患者觉得很难忍受和继续,尤其是当不良反应袭来的时候,但是患者一定要坚持治疗。只有严格地遵从医嘱,接受合理的规范的治疗,肿瘤细胞才不会死灰复燃,卷土重来,疾病才能得以痊愈。

▶ 什么是随访?

随访包含两方面的意义:①医生根据患者的情况及复查的结果,进一步向患者进行康复指导或提出新的处理意见;②患者(或患者家属)和医生定期保持联系,并按医生约定的时间或自己发现有不舒服等其他问题时来医院复查。

值得一提的是,随访从上一阶段治疗结束开始,对不同的淋巴瘤亚型的具体要求也有所不同。

▐▶ 什么样的患者需要定期去医院进行随访和监测呢?两者对于患者的意义是什么?

也许患者会惧怕随访带来的精神压力,然而,随访是非常必要的。

(1)淋巴瘤疾病本身特点要求定期随访。目前,大约70%的早期淋巴瘤患者经过化疗、免疫治疗和放疗等,能够完全缓解甚至获得治愈。然而,在此后6个月至数年内,他们中的不少人又复发了。容易复发是淋巴瘤这种疾病的特点,据报道,其复发率高可达30%。就算治疗达到完全缓解,肿块完全消退,B超、CT、磁共振乃至PET/CT都看不到肿瘤,这也不等于体内没有肿瘤细胞。更重要的是,由于淋巴瘤90%复发和转移发生在前5年内,所以在治疗后的前5年,一定要定期随访,这样才能及早地发现转移和复发。

(2)淋巴瘤的综合治疗要求定期随访。淋巴瘤多采用综合治疗方法,经过一段时间治疗后,瘤体或者缩小、消失,或者扩大、进展。医生要根据上一阶段治疗的结果来判断之前的治疗方案的疗效,并决定下一阶段的治疗方案,只有通过定期随访,才能更好地做到规范治疗,并获得治愈。

(3)淋巴瘤放、化疗后的毒性必须定期随访。淋巴瘤患者接受放疗后,由于一部分正常组织的损伤是迟发性的慢性放射损伤,而淋巴瘤对放射线的反应,也需要一定的时间才能观察到。因此,必须在放疗后根据具体情况定期复查,以便判断治疗效果,并处理新出现的问题。化疗对身体也有一定的损伤,如肝肾功能损害、骨髓抑制和心脏毒性等,定期复查能及时了解其带来的不良反应情况,及时处理,使不良反应对人体造成的损害降低到最低。

▣▶ 随访对于提高疗效有什么积极作用？

第一，继续指导患者治疗，包括使用增强机体免疫功能的西药、中药等。

第二，及时发现可能的复发，并给予早期处理、早期干预，患者仍然有治愈机会。如果是等到复发，处理起来就比较麻烦。

第三，指导患者康复。医生会对患者心理和生活指导，尽可能减轻治疗后遗症，提高生活质量。

第四，随着淋巴瘤治疗效果的极大改善，许多患者能够长期生存，甚至结婚生育。但是远期并发症和生活质量却是长期生存患者不容忽视的重要问题，如第二肿瘤、心血管疾病、甲状腺功能异常和不孕不育等。

第五，除了以上与治疗康复直接相关的意义外，坚持随访还能积累医学经验。淋巴瘤的治疗效果是用年生存率来评定的，如2年、5年、10年，甚至20年生存率。长期的随访可以对治疗效果进行更科学的评估，利于调整淋巴瘤的治疗方案。

因此，建议淋巴瘤患者定期到专业肿瘤医院进行随访并终身坚持。

▣▶ 随访期患者在出现哪些不适时应及时就诊？

随访期患者在出现下面几种不适时应及时就诊：①持续性疼痛，尤其是在同一部位；②恶心、呕吐、腹泻和厌食；③不明原因的体重明显减轻；④持续发热或咳嗽；⑤不寻常的皮疹或出血等。

▣▶ 在随访过程中对于患者的饮食有什么要求吗？

饮食指导是淋巴瘤随访过程中的重要一环，一般来说，以下10种菜对抗癌作用较大：①花椰菜，含有或萝卜素、维生素C和β-胡萝卜素等；②卷心菜，抗氧化物含量丰富；③胡萝卜，含有β-胡萝卜素；④洋葱，含有丰富的抗氧化物；⑤菠菜，抗氧化物和叶酸含量很高；⑥西红柿,含有大量番茄红素;⑦大蒜,研究发现,常吃大蒜的人不易患癌症;⑧芦笋,含丰富的维生素、芦丁等成分;⑨香菇,富含 1,3-β - 葡萄糖苷酶;⑩魔芋,主要成分是甘露聚糖。

另外,还需注意不吃或少吃可能含致癌成分的食品:①油炸、火烤和烟熏食品,如炸鸡、烤串和腊肉等;②盐渍、腌制类食品,含亚硝酸类较高,如咸肉、雪菜、糖蒜和酸菜鱼等,自制腌菜最好 20~30 天后食用;③霉变食品等。

此外,在治疗过程中,患者可能会出现各种不良反应,这时候,适当的饮食也许就能帮助患者缓解这些不适,进而提高生活质量。

对有常见不良反应者的饮食推荐:①呕吐严重者,在接受化疗前 2 个小时内应避免进食;②口腔溃疡患者,应避免食用过酸和过硬的食物,可利用吸管吸吮液体食物,以室温为宜(如各种稀粥、蛋汤等);③腹泻患者,宜清淡饮食(如米汤清、肉汤、果汁等);④便秘患者,多选用含纤维素的蔬菜、水果(如芹菜、萝卜和香蕉等);⑤发热患者,应增加饮食中的热量和维生素(如新鲜水果蔬),补充水分和盐;⑥缺铁性贫血患者,可选择一些含铁丰富的食物(如动物肝脏、蛋黄、西红柿、菠菜、大枣、杏、葡萄和柚子等);⑦肢体麻木的患者,注意补充 B 族维生素(如酵母、全麦、花生、猪瘦肉、芹菜、豌豆和牛奶等),并注意保暖和肢体按摩。

有些患者需要进行手术治疗,这些患者除了术前配合医生的禁食禁水要求外,手术后需要饮食调整。初期一般用静脉营养,后期为了促进早日康复,原则上给予高蛋白、高热量和高维生素的营养饮食(如牛肉、羊肉、瘦猪肉、鸡肉、鱼、虾、鸡蛋和豆制品等),可以让患者多喝牛奶、藕粉和鲜果汁,以及多吃新鲜的蔬菜、水果等。

▶ 随访期的患者如何自我调整心理?

随访期的患者,多数已逐步进入康复过程,因此心理上产生了一些变化,这时需要一定的自我调节。

(1)保持积极心态,帮助康复:临床研究表明,不良情绪会降低体机的免疫功能,导致肿瘤更容易复发。相反,良好的情绪可以平衡和提高机体的免疫功能,使肿瘤细胞处于自限状态,最终被免疫系统所消灭。这就是心理因素的强大作用。

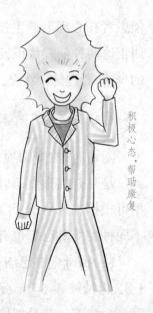

积极心态,帮助康复

(2)坦然面对常见不良反应与疾病反复:当患者出现药物不良反应和疾病反复时,也许会出现失眠、食欲不振和忧心忡忡等情况。此时,患者要学会在随访时积极与医务人员沟通,多了解疾病知识和治疗的过程,因为理性的认知可以减轻患者的心理负担。如果患者心态比较消极,家属此时要起到积极作用,帮助患者与医生沟通,并了解疾病及治疗的知识。

(3)参加淋巴瘤康复课堂:参加各类淋巴瘤患者教育活动和加入患者群体是帮助患者康复的一条捷径。研究表明,群体治疗对于患者的心理康复有着很大的促进作用。课堂上患者可以相互交流,"相似经历"让患者觉得不再孤独。当得到相同疾病"老患者"的鼓励和支持时,可以帮助患者减轻心理压力,正视疾病,更好地走向健康。

(4)营造良好康复环境:患者患病后,日常生活与周围的环境都发生了很大的变化。由此带来的不适使患者感到孤独、寂寞,加之对疾病的忧虑,进而开始封闭自己。家人要多与患者交流,及时消除患者心理上的困扰,宽慰并鼓励患者坚强地完成治疗。同时在生活环境上注意营造:①温馨舒适的感觉,适当选用明快色彩;②空气流通,光线充足,温度适宜;③可养殖一些花草,陶冶患者情操;④合理安排新的生活方式,保证充足的睡眠,注意饮食,增强营养,提高机体的抗病能力。

(5)及早回归社会:随着时间推移,患者逐渐康复,存在着两种偏差认知:①患者永远地失去了工作能力,永远需要休养,直接导致其回避社会;②患者回归社会后,希望享受正常人的待遇,又尽可能地避免体力和脑力的消耗,以至于遭人排斥、冷眼或被列入"另册"。这样的偏见使患者在心理上产生强烈的孤独感和无价值感。患者家属应及时帮助其纠正这两种偏差认识,适时对患者的身体、心理状况进行评估,根据患者的身体、心理健康状况,建议其重返工作岗位,做一些力所能及的工作。

▸▸ 随访时要做哪些检查?

随访时,检查的项目依病变部位、病理类型而定,总之,原来的患病部位是复查的重点,其他部位及血液学检查也要兼顾。检查的频率和类型可根据临床状况、年龄、诊断分期、社会习惯和治疗方式等因素决定。不同种类的淋巴瘤也有不同的要求。

(1)霍奇金淋巴瘤:每2~4个月1次,持续1~2年,然后每3~6个月1次,再持续3~5年。每年接种流感疫苗。实验室检查有血常规、血沉和肝肾功能等。若颈部接受放疗,至少每年进行1次促甲状腺激素(TSH)检查。影像学检查:前2~5年,每6~12个月进行1次胸部X线片或CT;前2~3年,每6~12个月检查1次腹部/盆腔CT。5年后,对迟发性反应的监测:每年监测血压,积极治疗心血管危险因素;随访10年时,进行基线负荷实验/超声心动图检查。若患者曾接受脾脏放疗或已行脾脏切除,5年后,接种H流感疫苗、肺炎球菌疫苗和脑膜炎球菌疫苗;每年测1次血脂。肺癌风险增高的患者,每年进行1次胸部X线片或CT检查,以及每年1次乳腺癌筛查。

(2)弥漫大B细胞淋巴瘤:完成所有治疗后处于缓解期(完全缓解或部分缓解)的患者,第1年内每3个月进行随访1次,第2年内,每6个月进行随访1次,3年以上,每年随访1次,也可根据临床指征进行随访。随访检查有体格检查和实验室检查(血常规、生化常规、LDH、β_2-MG、心电图、肝脏 胰腺及腹膜后彩超、胸部X线片或CT,以及相应必要检查)。

(3)滤泡性淋巴瘤:完成所有治疗后处于缓解期(完全缓解或部分缓解)的患者,第1年内,2~3个月1次,第2年内,每3个月1次,之后,每6个月1次。在治疗结束后的前2年,每隔不超过6个月进行1次CT检查(取决于病变部位和临床表现)。2年后,每次检查间隔不超过1年。

(4)胃黏膜相关淋巴瘤:达到完全缓解后,5年内,每3~6个月进行随访1次,之后,每年临床随访1次,或根据临床指征进行随访。随访时,应进行内镜检查。

▶ 随访时是否需要做 PET/CT?

PET/CT 是当前一种重要的医学检查手段,不仅能够显示肿瘤病灶的大小,还可以显示肿瘤内部的代谢活性,尤其对于淋巴瘤,常规 CT、B超有时难以判断稍大的淋巴结是正常淋巴结、淋巴结增生还是淋巴瘤累及,此时,PET/CT 具有较好的鉴别诊断价值。但是每种医学检查手段都有自身的局限性,PET/CT 也不例外,高度敏感性的同时也会存在一定的误诊率。此外,价格也比较昂贵。目前,有关专家对于 PET/CT 用于霍奇金淋巴瘤的分期、评效检查是持肯定态度的。在其他类型淋巴瘤分期、检查中,PET/CT 也有一定的应用价值,这主要与操作水平、判断标准和疾病特点有关,是否需要做该项检查,还要根据病例的临床特点而定。

但是,在随访中,通常不把 PET/CT 作为常规的随访检查手段。在临床上,只有当可疑病情复发或者某些 B 细胞低度恶性淋巴瘤可能向侵袭性淋巴瘤发生转化时,为判断病情或者指导更加精确的病灶定位活检,才可以考虑进行 PET/CT 检查。

▶ 随访时有哪些注意事项?

(1)不要在有炎症时检查,以防假阳性的发生。

(2)牢记随访是医生了解患者状况的途径,也是患者提问的好机会。因此,患者应该将自己的生活习惯(如睡眠、食欲等)、精神、心理状态的变化完整告知,以帮助医生更好了解状况。此外,关于疾病和康复的任何问题及顾虑,要及时向医生提出,以得到满意的解答。

▣▶ 为什么要坚持长期随访？

通常患者都比较重视近期随访。随着身体状况的好转，以及治疗的结束，患者对随访也放松了，有些患者甚至对医院发来的随访信都不予理睬。其实淋巴瘤的治疗是长期的，在手术切除和综合治疗后，尽管病情得到极大缓解，但仍不能放松警惕。

作为一种全身性疾病，在停止治疗后或机体抵抗力降低时，体内残留的癌细胞会重新增殖引起复发和转移。即使对于治愈的患者，5年以后仍有可能发生转移。此外，患者发生第2个原发癌的可能性也必须予以重视。这些都可以通过随访早发现、早诊断和早治疗等。

因此，患者及其家属要重视长期随访，尽量按照医生的要求进行检查并如实回答医生提出的问题。有些患者害怕随访中会查出什么问题，故而拒绝随访，这时家属应尽量劝告患者及时到医院复查、治疗。

▣▶ 长期健康计划的内容包含什么？

由于有些毒副作用较大的药物在治疗中具有不可替代的疗效，临床上还是会使用到这些药物。当病情获得缓解后，就要关注这些药物的毒副作用的危害，尽早咨询医生，进行干预。患者有必要请主诊医生为自己制订长期的健康计划。因此，患者需要与主诊医生保持长期联系，这样不仅仅有利于主诊医生对自己进行跟踪观察，更重要的是，可以从主诊医生处获得个体化健康饮食、锻炼指导和心理疏导，有助于降低淋巴瘤复发、心血管疾病、糖尿病、骨质疏松、心理疾患和第二原发癌等风险，以提高生活质量。

长期健康计划不仅包含对肿瘤治疗的随访，还应该根据患者的并发症，制订相应专科的定期随访计划。

▣▶ 哪些淋巴瘤需要维持治疗？

大量的临床实践证实，对部分诱导缓解的患者进行维持治疗可获得以下的生存收益:①达到临床意义的缓解,提高患者的生存质量,延长无病生存期和总生存期;②长期维持和缓解微小病变状态,延缓复发。

对于慢性淋巴细胞白血病／小B细胞淋巴瘤患者,有研究认为,利妥昔单抗作为维持治疗优于复发后再治疗。

对于滤泡性淋巴瘤患者,R-CHOP化疗缓解后,使用利妥昔联合来那度胺进行维持治疗,能够延长患者的无病生存期,提高生活质量,延缓肿瘤复发。

对于套细胞淋巴瘤患者,初治的套细胞淋巴瘤患者进行中等强度化学免疫治疗方案后,再使用利妥昔单抗进行维持治疗2年能够延长无进展生存,而且不增加治疗毒性。虽然临床试验表明,利妥昔单抗作为套细胞淋巴瘤的维持治疗有生存收益,但是并未明显改善生存。利妥昔单抗联合沙利度胺的疗效好于单药利妥昔单抗的疗效,但在利妥昔单抗作为套细胞淋巴瘤患者维持治疗方案中,可否联合沙利度胺进一步提高疗效,仍然需要进行更多的研究来提供数据。

对于弥漫大B细胞淋巴瘤患者,过去几年发现,60~80岁的老年患者使用R-CHOP方案化疗缓解后,再口服来那度胺进行维持治疗,对于减少肿瘤复发有帮助。

▓▶ 滤泡性淋巴瘤为什么需要维持治疗?

滤泡性淋巴瘤占非霍奇金淋巴瘤(NHL)的15%~30%,临床过程为慢性进展和复发。尤其是Ⅲ、Ⅳ期患者,虽然初治反应率较高,但容易复发或耐药。复发后,给予解救治疗的有效率和无复发生存率明显下降。因此,患者在初始治疗获得缓解后,进行维持治疗也非常重要。它可以使肿瘤细胞的生长受到持续抑制,进而控制肿瘤负荷的增加,甚至可能杀灭残存的肿瘤细胞,从而达到延长患者的无疾病进展生存时间和总生存时间的目的。由于利妥昔单抗的疗效和耐受性均较好,有可能在不明显影响患者生活质量的情况下进行长期的维持治疗。

▮▶ 利妥昔单抗在维持治疗中有什么作用？

近年来，随着利妥昔单抗在 B 细胞淋巴瘤治疗中广泛应用，利妥昔单抗作为滤泡性淋巴瘤维持治疗的方案已经得到确认。有研究认为，滤泡性淋巴瘤诱导缓解后，进行利妥昔单抗维持治疗，患者的生存率高于治疗后观察或复发再次治疗的患者。对于晚期初治滤泡性淋巴瘤的患者，给予 CVP 方案化疗 8 周期，缓解及病情稳定的滤泡性淋巴瘤患者，可进行利妥昔单抗维持治疗（利妥昔单抗 $375mg/m^2$，每周为 1 次，连续 4 周为 1 个疗程，每 6 个月重复 1 个疗程，共治疗 2 年），能够显著延长治疗缓解时间，提高生存率。复发难治滤泡性淋巴瘤患者，在 6 周期 CHOP 或 R–CHOP 方案缓解后，可进行利妥昔单抗维持治疗（利妥昔单抗 $375mg/m^2$，每 3 个月 1 次，直至病情进展或最多维持 2 年），维持治疗提高了进行 CHOP 及 R–CHOP 方案患者的无进展生存期及总生存期。多数研究均认为，使用利妥昔单抗作为维持治疗能够获得更多生存收益，而且药物耐受性良好，也没有增加治疗毒性。目前，在临床中，利妥昔单抗联合来那度胺是一个毒性小、疗效好的方案。因此，在诱导结束后，使用利妥昔单抗联合来那度胺维持治疗是一个延缓复发、提高生活质量的方法。

▮▶ 一般情况下，维持治疗要做多久？

由于每种肿瘤维持治疗的药物和方案的不同，所需要的时间也不同。一般利妥昔单抗维持治疗是每 2 个月用药 1 次，总计 2 年。来那度胺维持治疗一般是连续口服 3 周停 1 周，使用 1~2 年。具体的时间需要主管医生根据病情来定。

▮▶ 靶向药物的维持治疗为什么可以持久进行？

由于传统的放、化疗不良反应较大，故而为了保证患者的生活质量，通常只能进行有限的几个疗程。然而，就是在这有限的放、化疗之后，也可能会有极少部分的残余药物存在患者体内，成为日后影响生活质量的元凶。

相比之下，像利妥昔单抗这类的靶向药物，不良反应比较轻微，所以可以通过维持治疗，在体内维持较小的药物浓度，可以持久保持对肿瘤细胞的高压态势，延长某些类型淋巴瘤的生存期，如滤泡性淋巴瘤。

▮▶ 在康复期间如何进行体育锻炼？

在康复期间，患者要坚持参加适度的锻炼，这样不仅可以提高身体素质，同时也能改善心理状态。最佳的有氧代谢运动是步行，简单的参照标准是"三、五、七"，即每天中速步行 3 千米，时间为 30 分钟以上，每 7 天运动 5 次。运动的强度以运动后身体表面出微汗，心率＋年龄到 170 为宜。有的患者认为，运动就是体育活动。其实不然，对于淋巴瘤患者而言，运动应该不拘泥于形式。

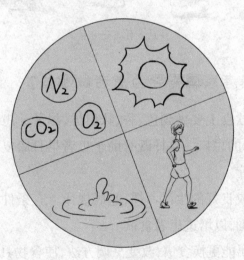

阳光、空气、水和运动，这是生命和健康的源泉

在体力允许的情况下，患者可以像平时一样做一些力所能及的家务，甚至是去小区里散散步，这都是运动的形式。如果一个阶段的治疗结束后，病情得到了完全缓解，甚至可以做一些不太容易导致劳累的活动，如慢跑、骑自行车等，在情况允许的条件下，还可以旅游散心。只要

是以不过度劳累为前提的运动形式,都是可以的。

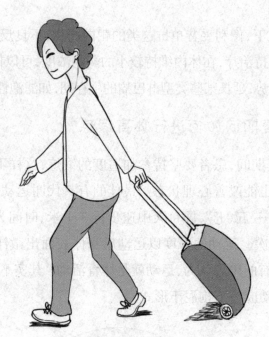

在情况允许的条件下还可旅游散心

▶▶ 在饮食上患者家属需要为患者做哪些?

患者家属在饮食上要做到色、香、味俱佳,尽量让患者少食多餐,平衡膳食,避免盲目的忌口。这样既有助于患者早日康复,又有利于尽快接受其他后续治疗。

帮助患者养成良好的生活习惯,起居规律。有条件的话,还可以营造良好的就餐氛围,以增进患者食欲。

如果患者家属能更换食谱,改变烹调方法,使食物具有不同的滋味,也可以让患者食欲大开。

饭后 1 小时,监督患者不要平卧。化疗前 1 小时,提醒患者不要喝水。进食时,如患者恶心,可让其口服鲜姜汁 3~5mL。

对于口味偏重的患者,患者家属可用姜炒饭,或以少量咸菜、腐乳佐餐都会对患者有所帮助。

▌▶ 化疗期间如何进行饮食调理？

化疗期间，患者可能出现血细胞减少、口腔黏膜刺激等症状，通过饮食调理可以有效预防此类不良反应的发生。

预防血象下降：补充高蛋白质饮食，如牛奶、大豆、瘦肉、猪蹄、海参、动物肝脏、红枣、花生、核桃和黑木耳等。动物熬制的胶脒，如驴皮胶（阿胶）和猪皮胶（肉皮脒），也有助于提升白细胞。

减轻口腔炎症状：宜高营养流质或半流质饮食，如莲子羹、牛奶、豆浆和鲫鱼汤等。

进食时，避免过热及刺激性饮食，急性炎症可口含冰块。出现溃疡时，可用蜂蜜 20mL 加入研碎的维生素 C 片 0.1g，口含，每天 2~4次。

第十五章

心理护理

▐▶ 家属如何将诊断结果告诉患者?

目前,往往先得知肿瘤诊断结果的是家属。家属采取什么样的方式把这个结果告诉患者,现在还没有统一定论。有人认为,如果将结果告诉患者,对其无疑是一个巨大的打击。如果对患者隐瞒病情,一旦患者知道,必定影响患者对治疗的依从性,甚至会拒绝接受治疗。

我们该如何正确地告诉患者病情呢? 需要明确的是,完全隐瞒或毫不保留都是对患者不利的。由于每个人的心理素质不同,因而对病情的接受能力也就不同。在将病情告诉患者时,一定要谨慎,既要考虑患者的个性,又要考虑到患者究竟想了解什么。此外,还要注意选择告知患者的时间。

在告诉患者结果之前,应该先和专科医生充分沟通,了解淋巴瘤的分类特点及预后,医生给出的专业判断和治疗策略,以及患者所处的疾病状态等。应该考虑哪些病情目前可以告知,哪些病情目前不可以告知,下一步要怎样配合治疗、做什么检查和用药等。只有家属在充分了解基本情况后,在告诉患者结果时,才不至于对患者的询问措手不及,影响患者对治疗的信心。在告诉患者的病情过程中,应留有余地,让患者一步步地接近现实。如果患者所患的淋巴瘤类型是可以治愈的,家属应该积极引导和鼓励患者,告知所患疾病只要积极配合治疗是完全可以治愈的。如果患者已属于终末期或不可治愈,要避免给患者过于肯定的结论,尤其是预后不良的结论尽量不要让患者知道,或适时地分次告知患者。如果一次性将诊断、病因、治疗和预后等所有的信息告诉患者,往往使患者只接受不利的信息,而忽略很多有利的信息,

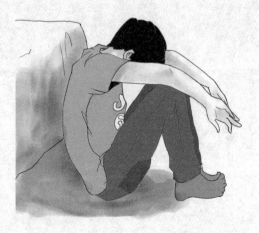

这样可能使患者处于无望之中。在告知患者更多病情时，应尽量给患者更多希望，使患者积极配合治疗。

切记不可欺骗患者，可以部分告知病情或者是不告知，但一旦告知患者，则事实必须是真实的，否则会损害患者的信任，并可严重影响以后的治疗。告知过程中，应让患者有充分发泄情绪的机会，家属应及时给予患者支持。在告知患者病情后，家属应与患者共同制订未来的生活和治疗计划，鼓励患者战胜疾病。

▶ 患上淋巴瘤怎么办？

无论是谁，一旦确诊淋巴瘤之后，首先都会怀疑是不是搞错了，这就是心理学上很常见的"怀疑－否定"的心理。经过短暂的逃避后，患者只能逐渐地接受患病的事实，即便难于接受，必然也会想了解患病后该如何应对。

（1）要正确地认识淋巴瘤。所谓"知己知彼，百战不殆"，我们应了解淋巴瘤这种疾病的特点，认识到淋巴瘤绝不是绝症。像淋巴瘤这样一类疾病，完全有可能治愈，把它说成绝症，是缺乏科学依据的。事实上，随着医学的发展和研究的深入，淋巴瘤的治疗已经取得了很大的进步，淋巴瘤已经成为一种化疗可以治愈的肿瘤。尤其是随着靶向药物的使用和治疗方案的不断发展，淋巴瘤的治愈率能达到50%以上。当然，淋巴瘤有许多种分类，每一种类型有其独特生物学特点，各种类型的预后及转归也不一样，治疗方法及强度也不相同。有些类型发展较快，不经治疗会快速失控导致死亡，但一般对化疗敏感，经过专科治疗甚至可完全治愈。有些惰性淋巴瘤，发展很慢，可长期带瘤生存达二三十年，过分积极治疗反而对自身不利。因此，患者必须充分地了解疾病的特点、自身的现状及可能的发展趋势，从而调整自己的心理状态，接受患病的事实，积极接受专科治疗。

（2）应及时了解治疗计划。患者应该及时了解治疗计划，如医生决定采取什么样的治疗方法；疗程有多长，在治疗过程中可能出现什么样的反应与损害,有什么保护措施等。积极配合医生,在治疗前充分了解治疗所造成的躯体或功能缺失,如化疗引起的恶心、呕吐该如何处理、化疗期间出现输液反应的正确处理等。

(3)一定要尽量了解补救措施。患者要向医生了解化疗及其他治疗导致的功能损害及其补救措施,如化疗后引起白细胞下降伴发热的正确而有效的处理方法,化疗后出现严重腹泻该如何处理等。掌握了这些信息以后,一旦出现治疗不良反应,患者就有信心面对和处理。

(4)要调整好自己的心态。医学专家发现,在淋巴瘤患者的整个治疗、康复过程中,心理因素有着不可取代的作用。目前认识比较一致的是不良情绪会降低机体的免疫功能,从而减弱免疫系统识别、杀灭肿瘤细胞的作用。相反,良好的情绪可以平衡和提高机体的免疫功能,使肿瘤细胞处于自限状态,最终被机体的免疫系统所消灭。只有采取积极、主动、坦然处之的态度,使自己保持良好的精神状态,坚定战胜病魔的信念,努力配合医生的治疗,才会有益于稳定和改善病情,提高治愈率和生存质量,延长生存期。

(5)要向家人倾诉。患者在确诊以后,有必要开诚布公地与家人交谈,不要隐瞒自己的病情,更不要被动地等到他们来问自己的时候再说。让身边的人清楚地知道作为患者的自己有什么生理和心理的需要,这样也有利于家人对患者的照顾。不要假装心情很好,也不要因为担心伤害到家人而隐瞒真实感受,尽量把真实的心情,尤其是不安的心情告诉家人。也可以对家人提出一些有利于病情康复的合理要求,如让家人戒烟。还可以多和病友一起交流治疗经验,相互鼓励和帮助。

▐▶ 患了淋巴瘤总是睡不着怎么办?

当患者得知患了淋巴瘤,担心害怕的情绪始终挥之不去,慢慢心情恶劣,感觉压抑焦虑,对一切事物丧失兴趣,而且总是睡不着,这些对疾病的发展、预后均可产生明显的负面影响。这时,患者该采取什么措施来帮助自己渡过难关呢?

（1）要正视疾病,重建自我。

（2）保持好心情,分散注意力。

（3）积极寻求帮助。

（4）接受专业的危机干预。

▶ 治疗时,患者出现不良反应怎么办？

对于淋巴瘤患者而言,无论采取何种治疗方式,治疗期间都会有各种治疗不良反应,除了出现恶心、呕吐、脱发、腹泻、口腔溃疡和体重下降等临床症状外,还要承受巨大的心理压力,而这反过来也会加重临床的不良反应。

（1）化疗及靶向治疗时心理不良反应产生的原因:①错误的认识。对于淋巴瘤而言,化疗及靶向治疗作为一种根治性的治疗方法还不被大众了解。有的患者认为,化疗及靶向治疗的危险性大,且弊大于利。还有的患者认为,接受化疗及靶向治疗是由于自己的病已经到了晚期,没有办法治愈。更有的患者认为,化疗及靶向治疗的毒副作用大,因而害怕或恐惧进行治疗,宁愿不治疗也不进行化疗及靶向治疗;②化疗及靶向治疗不良反应的影响。在接受治疗期间,既要遭受肿瘤所引起的一系列的症状及痛苦,还要忍受各种因化疗及靶向治疗而带来的不良反应;③不利情况的发生。因患有肿瘤而带来的各种不利情况的发生,在应激状态下也可以引起患者的心理反应,如等候诊治时间过长,影响工作或学习;有交通方面的困难;存在经济压力;影响与家人的关系;过分关注各项指标是否正常等。

（2）正确对待治疗时出现的不良反应。①应与医生积极沟通;②学习对不良反应的正确处理;③主动与家属交流近况。

（3）治疗前,要学会处理常见的不良反应。

▶ 治疗结束后,患者如何调整自己的情绪？

（1）克服盲目乐观:通常患者会认为,经过几个月的治疗,忍受了许多痛苦,在治疗结束后,应当庆贺一番。另外,还有的患者认为,化疗结束后,病情已经痊愈,应当使自己的生活进入一种正常的状态。这样往往会造成盲目乐观,导致麻痹大意,进而出现不遵从医嘱,不按要求复查或服药,使治疗的连续性和效果大打折扣。

(2)缓解焦虑情绪:在化疗结束之前,许多患者往往出现焦虑情绪,并且害怕治疗结束。常常担心治疗是否有效,担心疾病是否复发,从而陷入矛盾心理状态之中。一方面希望尽快结束这种令人痛苦的化学药物治疗,另一方面又担心停止化疗后,肿瘤会不受控制。因此,在治疗结束前,患者就要做好心理准备,与医生共同讨论化疗计划,包括讨论治疗时间的长短、治疗计划安排、终止化疗时间及终止化疗后的生活安排、复查及注意事项等。

(3)排除重返工作岗位的阻碍:虽然患者经过化疗后已经治愈,但是亲朋、同事及领导并不把其当作无病的人,并且出于好心让患者继续在家中休养。这时,患者常常会产生被抛弃感、远离社会的孤独感、无用感,严重影响患者的社会功能及心理康复。其实淋巴瘤患者被治愈后,经过一段时间调整,完全可以胜任工作。对此,亲朋、同事及领导要帮助患者重返正常工作和生活,尽早融入社会。

▶▶ 患者如何对待性生活和生育?

对疾病的治疗、对肿瘤本身的恐惧、对预后的担忧,以及对自身患病后生活理解的改变等都可能影响患者对性生活和生育的看法,从而严重影响他们的生活质量,尤其是年轻而且能够长期生存的淋巴瘤患者更是如此。对于身处困境的患者该怎么办呢?

(1)了解产生这些问题的原因。①不良情绪的影响,对疾病的恐惧和抑郁的情绪可使患者产生较为严重的心理障碍,致使心身极为疲惫,这样使得对性的兴趣减低,导致性功能障碍;②害怕肿瘤传染或遗传,由于对"肿瘤"具有不正确的认知,认为肿瘤具有传染性,担心传染给伴侣或遗传给下一代,从而抑制了性欲;③担心损害身体,担心性生活损耗"元气",促使肿瘤复发,不利于肿瘤康复。④担心影响治疗:担心性生活时引起出血、疼痛、感染而影响治疗进度。⑤伴随症状的影响,肿瘤常伴随有较多的躯体不适,如疲乏无力、疼痛,这些躯体不适往往也影响性欲。⑥自卑心理,由身心状态及体能改变而产生的自卑心理,这种改变也会影响性欲。⑦药物的影响,许多用于治疗癌症的化疗药物、靶向药物或非化疗药物,可影响性激素的释放和身体功能改变。男性会导致睾丸萎缩、精子缺少,伴随性腺发育不全,出现阳痿、早泄等;女性会导致月经失调、闭经甚至绝经,引起阴道干燥、性生活时疼痛、阴道敏感度下降和性生活后阴道出血等一系列问题,造成身心障碍。同时也有导致胎儿畸形和不孕不育的可能。⑧配偶状态的影响,由于配偶从患者身体状况出发,本着对患者关心和照顾的态度,担心性生活会损害患者身体,故拒绝性生活,而使患者的性欲受到抑制。⑨医务人员的态度,医务人员对性和生育避而不谈,会让人误以为性行为是不允许的。

(2)正确而有效地应对各种问题。①生物学原因导致的问题。A.激素水平低下者的治疗:在治疗过程中,有些药物会使性激素分泌减少,这样往往使人性欲低下导致性功能障碍。对此,应补充激素,通过外源性激素的供给,使性功能恢复正常。B.神经损伤者的治疗:在放疗及化疗后,有些患者的自主神经异常,导致性唤起障碍,阴茎供血不足,这时可进行外科手术,尽可能地恢复其功能。C.新的辅助生育手段:化学药物、靶向药物及放疗均是淋巴瘤治疗的主要手段,并会影响生殖细胞的分化成熟,导致不孕不育或胎儿畸形。生育对霍奇金淋巴瘤等可治愈或长期生存的年轻患者尤为重要。我们可以考虑,在治疗前,存储精子以备人工授精或试管婴儿,也可以要求,定期给予保护卵巢功能的药物治疗等。②环境因素导致的问题。如果存在的问题是由环境因素所导致的,如性生活不协调,婚姻冲突或者出现家庭人员间的冲突,或者是面临着较为巨大的经济压力时,可请心理医生对婚姻关系及家庭成员中的人际关系进行咨询与调解,帮助患者切实地解决这些问题。③心理因素导致的问题。心理问题常因患者对性、生育与肿瘤的错误认识及不当的应对方式而引起。对此,应在以下几个方面进行自我调节。A.进行性知识学习:这种学习最好夫妻双方均参加,由专业肿瘤专家、性知识专家和心理咨询医生授课。了解男性器官结构和女性器官结构,熟悉生育过程及其影响因素, 避免因人体结构和生理知识的偏差而引起错误观念。B.改变不良观念:如害怕性生活引起肿瘤的复发,担心肿瘤会传染或遗传。C.适时适当性生活:治疗后,身体功能逐渐恢复,出现正常性欲,但由于不正确的性认识,往往对性生活无所适从。除了化疗、放疗期间或机体不允许的情况下应暂停性生活外, 康复期间的淋巴瘤患者只要有自发的性欲要求,就可以进行适当的性生活。配偶应正确理解性生活的内涵,使彼此能真正舒心适意,让紧张的情绪得到缓解,让我们对生活充满热爱。D.调节夫妻间矛盾冲突:夫妻双方应充分沟通,了解彼此对性和生育的想法,多用一些时间来陪伴伴侣,以恢复双方共同对生活和未来的信心。

▏▶家长如何帮助儿童患者克服心理反应？

儿童期是一个生理和心理不断发育、成熟的特殊时期,肿瘤本身及治疗有可能对儿童的身心健康产生暂时的甚至永久的影响, 尤其是肿瘤的治疗所产生的发展性损害。因此,家长应对儿童患者在治疗过程中所出现的心理反应进行及时干预。

(1)焦虑情绪干预。焦虑是儿童患者中最常见的情绪反应。尤其是在伴有疼痛的治疗过程中,儿童患者常常可以出现预期性焦虑,从而导致患儿逃避、哭泣、焦躁不安、愤怒和敌意,妨碍对肿瘤的治疗。对此,家长应从以下几个方面来帮助儿童患者缓解焦虑情绪:①应与儿童患者进行良好的沟通,提供保证、指导和支持。另外,还可以采取游戏治疗方法,分散其注意力,来缓解儿童患者的焦虑情绪。②家长应注意自己的情绪。如果家长也处于焦虑状态中,往往会失去控制或过分敏感,这样儿童患者的焦虑情绪也会增加。③还可以进行情绪想象来减少儿童患者的焦虑情绪。④焦虑情绪严重的儿童患者可在医生的指导下使用一些抗焦虑药物。

（2）抑郁干预。许多儿童患者在治疗过程中表现出慢性或中等程度的伴有焦虑的抑郁。对此，家长应给儿童患者提供心理支持和鼓励，这样常常可以控制抑郁情绪。如果儿童患者抑郁症状严重或持续时间过长，有逃避治疗甚至出现自杀观念及自杀行为，则应使用抗抑郁药物。

（3）疼痛干预。疼痛是儿童患者的一种主观感觉，不可控制的疼痛常会加重儿童患者的抑郁与焦虑。由于儿童患者对疼痛本身及使用止痛剂的效果描述不确切，药物治疗必须在医生指导下进行，且使用过程中应格外谨慎和合理评估。因此，最好使用心理、行为、物理和药物等综合手段加以处理。

（4）谵妄状态干预。在儿童患者中，如果疾病侵犯了中枢神经系统，就可能出现谵妄。因此，在使用抗精神病药物治疗时，应注意药物的安全性和有效性。

（5）对不遵从医嘱行为的干预。不遵从医嘱是儿童患者的一个严重心理问题。主要原因是儿童患者具有较重的焦虑症状，不了解治疗的重要性，与家长有冲突，难以忍受治疗程序。对这种行为可以采取以下干预措施：家长与儿童患者相处时，让儿童患者感到自己被尊重，恢复自控感和自主性。让儿童患者参与治疗决定，这些均有助于增强儿童患者的依从性。此外，还可以采取行为干预过程中的正性强化法，如当儿童患者表现出良好的遵医嘱行为时，家长露出愉快的表情，并给予儿童患者表扬和鼓励。鼓励可以是物质性鼓励，这种奖励必须是儿童患者感兴趣的和有价值的。

（6）对治疗过程中的不良反应而产生情绪反应的干预。在治疗过程中，一些不良反应，如脱发、恶心和呕吐等，常给儿童患者带来严重的情绪反应，使其感到非常痛苦、失望及抑郁。对此，家长应给予儿童患者及时的心理支持，同时，还应配合医生使用药物来缓解其焦虑与抑郁。

▮▮▶ 患者面临骨髓移植怎么办？

绝大多数人，对于骨髓移植仅限于知道它是治愈白血病和恶性淋巴瘤的一种手段，而往往不清楚其流程和相关注意事项。很多人只是从电视剧等影视作品里知道有这种治疗方法。对于患者而言，尽管骨髓移植给疾病的治愈带来希望，但也伴随着复发的阴影及高强度治疗所带来的死亡风险。因此，在面临选择时，感到无所适从也是正常的。

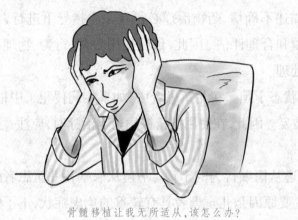

骨髓移植让我无所适从，该怎么办？

（1）正确认识骨髓移植。患者应向医生了解骨髓移植的基本知识，知道骨髓移植究竟是什么。淋巴瘤的骨髓移植通常为自体或异基因造血干细胞移植，主要是通过骨髓或外周血动员后采集获得造血干细胞，目前，以大剂量化疗合并自体外周造血干细胞移植为主要治疗方法。简单地说，自体外周造血干细胞移植是经化疗诱导肿瘤达到完全缓解，通过升白刺激粒细胞生长，将造血干细胞动员到外周并采集后冷冻保存起来待用。然后患者进入移植隔离病房，接受大剂量预处理方案化疗，这时要将肿瘤细胞尽可能完全杀死，待清空骨髓之后，就可回输预先冷冻保存的造血干细胞。同时，对近期并发症给予对症支持治疗，最后通过患者自身免疫重建来达到根治淋巴瘤的目的。只有患者了解了这些，认识到骨髓移植是治愈淋巴瘤的一种方式，也存在着复发风险，才能做出适合自己的选择。

（2）做好进入移植仓前准备。在准备进入移植仓接受骨髓移植术时，患者应该向医生了解骨髓移植期间的注意事项，只有做好各方面的准备，才有利于骨髓移植的稳步实施。

（3）移植期间做好自己的心理调节。进入移植仓以后，患者处在隔离环境，会出现"社会剥夺"的感受，常常有情绪、感觉和行为的变化，如出现抑郁、焦虑，睡眠不规律、时间和定向混乱等。此时，患者可以通过电话向家人倾诉，也可以向医生了解自己目前的情况，还可以通过微信、微博将自己的感受与他人分享，转移自己的注意力。

▮▶接受骨髓移植治疗后，患者怎么防止复发？

淋巴瘤是在一个特定的环境条件、生活习惯、性格特征、行为方式和免疫功能等状态不利自身的情况下发生的。虽然许多淋巴瘤患者经过治疗后已经痊愈，但是回到原来的状态中生活，形成肿瘤的条件仍存在，那么复发也是有可能的。因此，患者不要掉以轻心，防止复发应从以下几个方面做起：

（1）重新去适应环境。应努力改变原有对身体不利的工作与生活环境，并在新的环境中重新适应。去除不健康的行为，建立对人、对事的新的积极应对方式。

（2）改变不良的饮食习惯和烟酒嗜好。患者应改变不良的饮食习惯和烟酒嗜好，养成良好的生活习惯，只有在有利于自身恢复和调节的情况下保持健康的身体和乐观的情绪，才能有效防止肿瘤的复发。

（3）改变不良性格。如果患者存在不良的性格，如脾气暴躁、性格忧郁和郁郁寡欢等，要通过心理矫正来改变。必要时，可以咨询专业的心理医生。

（4）积极进行适当的体育活动。积极进行适当有益于自己身心健康的体育活动，增强机体的抗病能力，保持乐观的情绪，有利于患者身体恢复和减少复发的机会。

（5）改变不良生活习惯。患者应该改变自己的不良生活习惯，如经常熬夜、长时间坐卧着看电视、长时间在空调房等密闭的环境中起居等,这些行为即便对一个健康的普通人都是不利的,何况是正在恢复的肿瘤患者。

▮▶ 淋巴瘤复发了患者怎么办?

疾病的复发是患者最不愿意承担的事情,带来的精神重创往往远比在初诊时要严重。由于疾病的复发给患者带来心理的伤害严重影响自己的正常生活,会让失眠、食欲减退、焦虑症状等再次出现,这些症状会比以前更加严重,甚至让患者陷入深深的绝望之中,认为自己不可能再痊愈了,甚至放弃了治疗。这是对淋巴瘤认识不够全面而造成,当今的医学技术已达到了即便复发仍然可以通过治疗痊愈或者缓解,甚至是与肿瘤"和平相处",长期带瘤生存。而一旦放弃治疗或不在专业指导下接受合理的治疗,就可能丧失最佳的治疗时机。

因此,对于疾病的复发,患者不能失去信心。应该积极接受正规的治疗,了解疾病复发的治疗和预后,向专科医生详细了解接下来的治疗计划和注意事项并积极配合治疗。患者知道疾病的治疗尤其是治愈,除了合理的治疗手段外,心理暗示也会起到很大的作用。每天都对自己说:"只要坚持治疗,我一定能好。"通过这样的暗示给自己信心,有益于疾病的治疗。把希望从言语、表情中下意识地流露出来后,可以在治疗中受到鼓舞,体会到生活的希望,努力让自己在心理上适应疾病的复发,克服不良情绪和不正确的观念,争取有良好的预后。

第十六章

免疫治疗

▐▶ 什么是免疫治疗？其与传统化疗有什么区别？

理论上，人体的免疫系统可以识别并清除肿瘤细胞，但肿瘤细胞非常狡猾，往往会采取多种方法逃避免疫细胞的监督、削弱免疫系统的杀伤能力，甚至是"策反"免疫细胞，让其变成肿瘤的"帮凶"，进而造成免疫系统"瘫痪"。肿瘤免疫治疗可以使机体免疫系统正常化，从而控制与清除肿瘤。

传统的化疗药物可以作用于人体内所有细胞，包括正常细胞和肿瘤细胞，但这种作用需要持续进行治疗才能维持。而免疫治疗针对的是机体的免疫系统，通过激活免疫来发挥作用，需要较长的时间才能看到效果，即使治疗结束了，这些效果也可能持续很长时间。

▐▶ 免疫治疗方法有哪些？

免疫治疗方法主要有抗体药物、免疫调节剂、细胞因子、肿瘤疫苗、过继细胞疗法和溶瘤病毒等。

▐▶ 免疫治疗也会有不良反应吗？其机制与靶向治疗有什么不同？

免疫治疗同样会引起不良反应，其与靶向治疗的机制不同。化疗是靶向快速分裂的肿瘤细胞，由于非特异性治疗，所以导致不良反应多样性。靶向治疗靶向驱动肿瘤生长的特异性分子，也可以作用于整个组织的特异性靶点。免疫治疗是靶向免疫系统，其相关不良反应机制目前并未完全阐述明确。以免疫检查点抑制剂不良反应为例，可能与免疫检查点通路在维持人体免疫稳态中的作用被破坏有关。PD-1 受体抑制剂阻断 T 细胞负性调控信号，解除对肿瘤细胞的免疫抑制，增强 T 细胞抗肿瘤效应的同时，也会异常增强自身正常的免疫反应，导致免疫耐受失衡。当累积到正常组织时，表现出类似自身免疫的炎症反应，称为免疫相关不良反应(irAE)。其可累及全身所有器官和组织。

▶ 免疫治疗相关不良反应的特点有哪些?

免疫治疗相关不良反应的整体发生率低于化疗,而且耐受性良好。尽管免疫治疗相关不良反应发生时间不同,但大部分免疫治疗相关不良反应是可逆的。免疫治疗相关不良反应在不同系统缓解时间不同,与预防和及时治疗有很大的相关性。免疫治疗相关不良反应在胃肠道和肝脏毒性缓解时间较快,内分泌症状所需要的缓解时间较长。若以免疫治疗联合其他治疗(如化疗或靶向治疗),其相关不良反应发生率会更高。

▶ 免疫治疗相关不良反应发生的高危人群有哪些?

以下患者是免疫治疗相关不良反应发生的高危人群:①合并自身免疫性疾病者;②一般情况较差的患者;③与其他免疫抑制剂或化疗药物联合应用者;④患有某些传染性疾病(如艾滋病病毒携带者)等。

▶ 免疫治疗常见不良反应的临床表现有哪些?

免疫治疗常见不良反应有以下几种临床表现。①皮肤,表现为皮疹、斑丘疹、瘙痒和大疱性皮炎综合征等;②内分泌,表现为甲状腺功能减退、甲状腺功能亢进、原发性肾上腺功能减退和高血糖等;③肝脏,主要表现为转氨酶升高;④胃肠道,主要表现为腹泻和结肠炎等;⑤肺脏,免疫相关性肺炎;⑥骨骼肌,类风湿性关节炎、肌炎或肌痛等;⑦还有其他相对少见的不良反应,包括神经毒性、血液毒性、肾脏毒性、心脏毒性和眼毒性等。

▶ 免疫治疗相关不良反应的预防方法有哪些?

免疫治疗相关不良反应的预防方法有以下几种:①做好高危人群的识别和筛出;②做好基线检查,包括影像学检查、一般血液学检查、皮肤黏膜检查、甲状腺功能检测、肾上腺和垂体功能检测、静息或活动时的血氧饱和度和心肌酶谱等;③做好毒性监测,包括治疗中的监测和治疗后的随访。

▶▶ 免疫治疗相关不良反应的处理原则是什么？

免疫治疗相关不良反应的处理原则为分级处理策略，即首先对发生的毒性反应按照免疫相关不良反应标准进行分级，再根据不同的分级进行相应的处理。总体上讲：①1 级毒性不必住院处理，也不推荐使用糖皮质激素或其他免疫抑制剂，并且可以继续使用免疫治疗。②2 级毒性也不必住院治疗，可以局部应用糖皮质激素或全身应用糖皮质激素 $[0.5\sim1mg/(kg\cdot d)]$。③3 级毒性需要住院治疗，并全身应用糖皮质激素治疗。通常建议口服泼尼松或静脉使用 $1\sim2mg/(kg\cdot d)$ 甲基泼尼松龙。对糖皮质激素治疗 3~5 天症状没有缓解的患者，可考虑在专科医师指导下使用免疫抑制剂治疗。此时，应暂停免疫治疗，并根据患者风险 / 获益比讨论是否恢复免疫治疗。④4 级毒性同样需要住院治疗，并考虑收入重症监护室。治疗上给予全身糖皮质激素治疗，静脉使用 $1\sim2mg/(kg\cdot d)$ 甲基泼尼松龙，连续 3 天。若症状缓解，逐渐减量至 $1mg/(kg\cdot d)$，之后逐步减量，6 周左右减量至停药。对于糖皮质激素治疗 3~5 天后症状未能缓解的患者，可考虑在专科医师指导下使用免疫抑制剂，此种情况下，要永久停用免疫治疗。

▶▶ 哪些抗体药物可以用于淋巴瘤的治疗？

目前，以下抗体药物已被广泛应用于淋巴瘤的治疗，它们分别是：

（1）维布妥昔单抗。维布妥昔单抗是一种抗体耦联药物，不仅可以靶向表达 CD30 的肿瘤细胞，自身还携带了一种微管破坏剂，可以定向摧毁肿瘤细胞。我国有关部门已批准了维布妥昔单抗应用于成人 CD30 阳性的复发或难治性系统性间变性大细胞淋巴瘤和经典型霍奇金淋巴瘤的治疗。目前，治疗数据表明，维布妥昔单抗在系统性间变性大细胞淋巴瘤和经典性霍奇金淋巴瘤的总有效率可达 70%左右。

（2）CCR4 单抗。这是首个靶向 CC 趋化因子受体 4（CCR4）的单抗，也是首个被 FDA 批准应用于复发性或难治性蕈样肉芽肿或塞拉里综合征的成人患者,这是两种较为罕见的皮肤 T 细胞淋巴瘤。

（3）CD20 单抗。CD20 单抗通过与肿瘤细胞表面的 CD20 结合进而引起肿瘤细胞崩解。因此,CD20 单抗主要应用于 B 细胞淋巴瘤的治疗,如弥漫大 B 细胞淋巴瘤、滤泡性淋巴瘤等,而不能应用于 T 细胞淋巴瘤的治疗。

（4）CD79b 单抗。CD79b 可在多种类型的 B 细胞淋巴瘤表面特异性表达。该药联合苯达莫司汀和利妥昔单抗,治疗既往已接受过至少 2 种疗法的复发难治性弥漫大 B 细胞淋巴瘤患者。研究数据显示,相较于单独使用苯达莫司汀或利妥昔单抗治疗,该联合方案延长这些患者的总生存期可达 1 倍以上,完全缓解率也明显提高。

（5）PD-1 单抗。PD-1 单抗属于免疫检查点抑制剂,是一种表达在活化的免疫细胞,如 T 细胞、B 细胞和 NK 细胞等细胞表面的蛋白,通过与它的配体蛋白 PD-L1(可以在肿瘤细胞、免疫细胞和机体正常非免疫细胞上表达)结合,进而调节 T 细胞的功能,防止免疫过激的发生。因此,PD-1 也称为免疫检查点。

（6）干扰素 α-2b。干扰素 α-2b 是一种细胞因子,可调节干扰素相关信号通路,还可通过联合化疗方案,应用于治疗 Ⅲ 期或 Ⅳ 期高肿瘤负荷的滤泡性淋巴瘤。

▶ 在利妥昔单抗治疗前为什么还要用抗过敏药物?

利妥昔单抗是一种人/鼠嵌合的单克隆抗体,换言之,利妥昔单抗药物结构有一部分来源于小鼠,一旦进入人体,免疫系统便会识别出这一部分异种结构,并自动发起攻击,进而出现发热、寒战、皮肤瘙痒和呼吸困难等过敏症状。因此,医生会提前对患者进行预防过敏的处理,减轻或避免过敏反应的发生。但在治疗过程中,也不能掉以轻心,一定要有家属陪护,仔细观察患者的反应,一旦出现过敏,立即寻求医生帮助。

▮▶ 免疫治疗是前期用好还是后期用好？

已有研究表明，前期使用免疫治疗的患者比后期使用免疫治疗的患者获益更多。这是因为免疫治疗的成败依赖于一个健康的免疫系统，而传统化疗对免疫系统有抑制作用。因此，接受多程化疗的患者，一般到后期，由于抑制作用，自然免疫系统状态都会表现较差，对免疫治疗的应答也不佳，这时再使用免疫治疗，肯定不如前期使用效果好。

▮▶ 患有自身免疫性疾病的淋巴瘤患者能接受免疫治疗吗？

自身免疫性疾病是指机体免疫系统对自身组织器官发起攻击，进而导致自身组织受损，这可理解为免疫系统紊乱，自己攻击自己。这类患者发生淋巴瘤的概率明显高于正常人群，而免疫治疗在这部分患者的使用也一直颇具争议，这主要出于免疫治疗可能会加重自身免疫性疾病的顾虑。尽管淋巴瘤患者在这方面的数据较少，但已有对肺癌患者相关方面的研究表明，PD-1 单抗治疗对有自身免疫病的肺癌患者是安全有效的。对于具体病例，需要临床医生结合患者自身免疫性疾病病情、肿瘤状况和免疫治疗特点来选择。

▮▶ 免疫检查点抑制剂对所有患者都有效吗？

尽管免疫检查点抑制剂可以使患者获得长期获益，但并不代表这一疗法对所有患者都有效。研究者们一直在探索 PD-1 单抗的疗效预测标志物，以期寻找哪些患者适合或不适合使用 PD-1 单抗。目前，比较明确的是，PD-L1 的表达水平与免疫检查点抑制剂帕博利珠单抗在非小细胞肺癌中的疗效是相关的，如 PD-L1 高表达人群从免疫检查点抑制剂帕博利珠单抗的治疗中获益更多。既往认为，肿瘤突变负荷可能也与PD-1 单抗治疗疗效相关，但对肺癌的一项研究表明，免疫检查点抑制剂帕博利珠单抗联合化疗在高肿瘤突变负荷与低肿瘤突变负荷患者中的疗效是相仿的。在淋巴瘤方面，目前暂无非常确切的疗效预测指标。

▶▶ PD-1 单抗治疗后出现肿瘤增大是疗效不佳吗？

在传统化疗中，肿瘤的疗效主要利用 RECIST 1.1 标准对 CT、MRI、PET/CT 等检查结果进行评估。简单来说，肿瘤缩小意味着治疗有效，肿瘤增大甚至是出现新病灶则认为是疗效不佳。但在 PD-1 单抗治疗中，存在"假性进展"的情况：在治疗的早期，大量的免疫细胞浸润到肿瘤组织中使肿瘤看起来是增大的，但这些免疫细胞具有杀伤肿瘤的作用，治疗其实是有效的。而且，在免疫治疗时，出现的新病灶有时可能并不是真正的肿瘤病灶。因此，既往的 RECIST 1.1 标准不适用于 PD-1 单抗治疗的患者。目前，医生们会将"假性进展"、非肿瘤性新病灶考虑在内，在 RECIST1.1 标准基础上，参考针对免疫治疗的 iRECIST 标准对这类患者进行疗效评估，并结合患者整体的临床表现决定是否继续使用免疫治疗。

▶▶ 使用抗生素会影响免疫检查点抑制剂的疗效吗？

有研究发现，接受免疫治疗（PD-1 单抗、PD-L1 单抗或 CTLA-4 抑制剂）的晚期患者，在治疗前 1~3 个月、治疗期间或治疗后 1~3 个月，如果使用过抗生素，他们的总生存期和无疾病进展生存期短于没有使用抗生素的患者。值得注意的是，这些数据主要来源于黑色素瘤、肺癌和肾癌等患者。

▶▶ 免疫检查点抑制剂有哪些常见的相关不良反应？

大部分免疫检查点抑制剂治疗相关不良反应程度较轻、易于管理。最常见的是皮肤反应，表现为皮肤瘙痒、皮疹和红斑等。女性患者较为关心的是脱发问题，但比较少见。出现皮肤反应后，建议使用无刺激性的护肤品，避免日晒，穿质地柔软的衣物。其次为胃肠道反应，表现为恶心、呕吐、腹痛、腹泻和大便带血等。症状较轻时，可用止呕、止泻等对症处理。症状加重时，建议立即就医。还有可能出现肝肾功能损伤、免疫相关性肺炎、自身免疫性内分泌紊乱和免疫相关性心肌炎等。因此，免疫治疗期间，需定时返院复查各项指标，为整个疗程保驾护航。

▮▮▶ 来那度胺能用于免疫治疗吗？

来那度胺是一种口服的小分子免疫调节药物，既具有直接抗肿瘤的作用，还有调节免疫的作用。目前，针对晚期、高危初治的弥漫大 B 淋巴瘤患者，来那度胺联合一线方案 R-CHOP 可以延长患者的无疾病生存期，还有提高患者的总生存期和改善 non-GCB 亚型患者不良预后的趋势。

▮▮▶ 什么是肿瘤疫苗？其能否用于淋巴瘤的治疗？

大家曾接种过乙肝疫苗、百白破疫苗等，目的是使身体避免病毒的感染。肿瘤疫苗的原理与其相类似，通过给机体输入具有抗原性的瘤苗，刺激机体的免疫系统主动产生抗肿瘤免疫，从而抑制肿瘤的生长。尽管肿瘤疫苗种类繁多，如独特型抗体疫苗、肿瘤细胞疫苗、肿瘤多肽疫苗、肿瘤基因工程疫苗和肿瘤核酸疫苗等，但是暂无任何一种肿瘤疫苗获批应用于淋巴瘤的治疗。目前，所有疫苗均处于临床前研发或临床试验阶段。

▮▮▶ 过继细胞疗法是什么？其能否在淋巴瘤患者中使用？

过继细胞疗法是指将特定类型的免疫细胞从肿瘤患者体内分离，在体外对分离的细胞进行扩增和功能鉴定，然后再将一定数量的免疫细胞回输到患者体内，让它们去帮助机体清除肿瘤细胞。其主要有 CAR-T、TIL、LAK、CIK、DC 和 NK 等。

其中的 CAR-T 就是从患者的外周血中分离出 T 细胞，再利用基因工程技术把一种嵌合抗原受体（CAR），如 CD19-CAR 送入 T 细胞中，将它改造成可以识别并杀灭肿瘤细胞的效应 T 淋巴细胞。这些抗癌"小战士"扩增到一定数量后，就通过静脉回输到患者体内，一支自带"GPS 导航"的"小战士"就开始大展身手,歼灭"有害分子"(肿瘤细胞)。

总之,过继细胞疗法掀开了淋巴瘤治疗的新篇章,但其存在高度个性化这一特点,因而需要为每一位患者量身定做,增加了经济成本,一定程度上限制了临床推广。只有随着更多更安全有效的过继细胞疗法走入临床,将治疗成本进一步降低,才能有更多的患者从中获益。

▐▶ 溶瘤病毒能用来治疗肿瘤吗?

病毒给人类社会带来了许多麻烦,从肆虐全球的 COVID-19 到伯基特淋巴瘤等恶性肿瘤,都能觅到它们的踪影。特定的病毒感染特定的细胞类型后,在宿主细胞内大量复制,进而引起细胞的崩解。科学家们受此启发,对自然界中存在的致病力较弱的病毒进行改造,让其只能感染肿瘤细胞,并且还在病毒里加了肿瘤细胞特异的启动子,这样即使不小心感染了正常细胞,也不会在正常细胞里大量复制。因此,这些溶瘤病毒对肿瘤细胞的杀伤能力也被进一步强化,这让多重抗瘤策略集于一身的溶瘤病毒具有了靶向性好、杀伤效率高和安全性高等优势。目前已有一款溶瘤病毒产品 T-vec 获批上市,主要用于黑色素瘤患者的治疗,暂无溶瘤病毒应用于淋巴瘤治疗。

防癌抗癌新媒体科普平台

一、网站

1.中国抗癌协会：

　http://www.caca.org.cn/

2.中国抗癌协会肿瘤防治科普平台：

　https://www.cacakp.com/

3.中国抗癌协会神经肿瘤专业委员会：

　http://www.csno.cn/

4.甲状腺肿瘤网：

　http://www.thyroidcancer.cn/

5.中国抗癌协会肿瘤标志专业委员会：

　http://tbm.cacakp.com/

6.中国肿瘤营养网(中国抗癌协会肿瘤营养专业委员会)：

　http://cancernutrition.cn/ainst-1.0/

7.中国抗癌协会肿瘤心理学专业委员会：

　http://www.hnca.org.cn/cpos/

二、新媒体平台

1.中国抗癌协会官方 APP

2.中国抗癌协会科普平台(微信公众号)

3.中国抗癌协会科普平台(今日头条） 4.中国抗癌协会科普平台(微博）

5.中国抗癌协会科普平台(学习强国） 6.中国抗癌协会科普平台(人民日报）

7.中国抗癌协会科普平台(网易新闻） 8.中国抗癌协会科普平台(新华网客户端）

9.中国抗癌协会肿瘤防治科普平台 10.中国抗癌协会科普平台(人民日报健康客户端）

11.CACA 肿瘤用药科普平台 12.CACA 早筛科普平台

与医生一起
做家庭健康卫士

我们为阅读本书的你，提供以下专属服务

用药指南
随时查询药品说明书
及注意事项

交流社群
寻找一起阅读的
朋友

读书笔记
边读边记，好记性
不如烂笔头

在线复诊
在家中与医生对话，
进行在线复诊

扫码获取健康宝典